# 高血压与相关疾病

GAOXUEYA YU XIANGGUAN JIBING

张 麟 罗英饰 施 诚 卫任龙/等 著

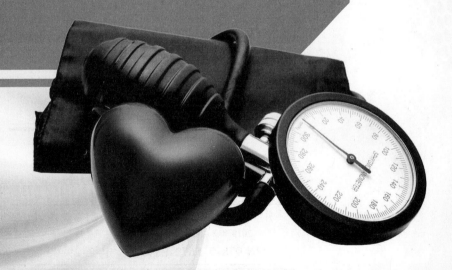

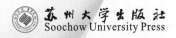

苏州大学出版社
Soochow University Press

图书在版编目(CIP)数据

高血压与相关疾病／张麟等著.—苏州：苏州大学出版社，2019.8
ISBN 978-7-5672-2846-7

Ⅰ.①高… Ⅱ.①张… Ⅲ.①高血压-诊疗 Ⅳ.①R544.1

中国版本图书馆 CIP 数据核字(2019)第 154378 号

## 高血压与相关疾病

张 麟 罗英饰 施 诚 卫任龙 等 著

责任编辑 周建兰

助理编辑 牛涵波

苏州大学出版社出版发行
(地址:苏州市十梓街1号 邮编:215006)
常州市武进第三印刷有限公司印装
(地址:常州市湟里镇村前街 邮编:213154)

开本 787mm×1 092mm 1/16 印张 8.5 字数 181 千
2019 年 8 月第 1 版 2019 年 8 月第 1 次印刷
ISBN 978-7-5672-2846-7 定价:29.00 元

苏州大学版图书若有印装错误,本社负责调换
苏州大学出版社营销部 电话:0512-67481020
苏州大学出版社网址 http://www.sudapress.com
苏州大学出版社邮箱 sdcbs@suda.edu.cn

# 《高血压与相关疾病》编委会

主　　任　张　麟　罗英饰　施　诚
　　　　　卫任龙
副 主 任　马志强　李团叶　刘锡燕
编 委 会　（按姓氏笔画排列）
　　　　　朱正武　宋　飞　施　维
　　　　　钱东坠

# 前 言

近年来关于高血压与相关疾病的流行病学研究显示:我国目前有将近2.5亿的高血压患者,高血压并发心力衰竭的死亡人数占心血管事件总死亡人数的60%左右,其次为各种心律失常、猝死及其他并发症。因此,治疗高血压的目的不单单是降压,还是降低各种因高血压并发症导致的病死率和致残率。让高血压患者有质量、有尊严地生活是合理降压的终极目标。我国高血压的防控工作任重而道远,"控制高血压,健康全中国"是医务界和高血压患者共同的目标,也是全国各级政府特别是卫生主管部门义不容辞的责任。

《高血压与相关疾病》是作者根据高血压与相关疾病的生理病理机制,结合疾病诊疗指南,以及个体化治疗的临床体会,汇总的一本实用交流性专著。本书内容注重临床实用性,论述深入浅出,希望能为提升全社会对高血压防控重要性的认知度尽微薄之力。

本书共40节,内容主要涉及与高血压相关的心血管疾病、肾脏疾病、脑血管疾病、外周血管疾病以及妊高征等,在相应章节提供了作者会诊的病例的临床诊断思路、治疗依据,并进行了简单的讨论。本书对基层临床医生、护士、保健工作者有一定的参考价值,对高血压患者医学常识的普及也有一定的帮助。

因作者水平有限,在高血压与相关疾病个体化治疗方案等诸多方面,难免有不完善的地方,甚至可能有不同的观点,敬请广大同人各抒己见,欢迎批评指正。

张 麟

2019年3月

| 01 | 我国高血压现状与流行病学特征 | (1) |
| 02 | 血压的形成及相关定义 | (4) |
| 03 | 血压分类及动态血压的临床意义 | (6) |
| 04 | 血压的生物学规律及特征 | (9) |
| 05 | 高血压的病因分类、定义及病例分析(1) | (11) |
| 06 | 难治性高血压的定义及病例分析(2) | (14) |
| 07 | 高血压危象的定义、分类及病例分析(3) | (17) |
| 08 | 老年高血压的定义、特点、治疗要点及病例分析(4) | (20) |
| 09 | 高血压脑病及病例分析(5) | (23) |
| 10 | 高血压脑出血的定义、临床表现、治疗及病例分析(6) | (26) |
| 11 | 脑梗死的定义、治疗及病例分析(7) | (29) |
| 12 | 高血压左室肥厚的定义、治疗及病例分析(8) | (32) |
| 13 | 高血压心力衰竭的定义、发病机制、治疗及病例分析(9) | (35) |
| 14 | 高血压慢性心衰的定义、药物治疗及病例分析(10) | (39) |
| 15 | 高血压合并心房颤动的病理机制、分类、治疗及病例分析(11) | (42) |
| 16 | 高血压合并心房颤动的抗凝治疗及病例分析(12) | (45) |
| 17 | 高血压合并急性房颤的临床分型、治疗及病例分析(13) | (49) |
| 18 | 高血压合并持续性房颤的定义、治疗及病例分析(14) | (53) |

| 19 | 高血压合并阵发性室上性心动过速的定义、治疗及病例分析(15) | (56) |
| 20 | 高血压合并室性心动过速的定义、治疗及病例分析(16) | (59) |
| 21 | 高血压合并房室传导阻滞的定义、治疗及病例分析(17~18) | (63) |
| 22 | 高血压合并主动脉夹层及病例分析(19) | (66) |
| 23 | 高血压合并冠心病及病例分析(20) | (69) |
| 24 | 高血压合并慢性肾功能不全及病例分析(21) | (73) |
| 25 | 高血压合并慢性阻塞性肺疾病及病例分析(22) | (76) |
| 26 | 高血压合并睡眠呼吸暂停综合征及病例分析(23) | (79) |
| 27 | 高血压合并糖尿病及病例分析(24) | (82) |
| 28 | 高血压合并高尿酸血症及病例分析(25) | (85) |
| 29 | 高血压合并痛风及病例分析(26) | (88) |
| 30 | 顽固性(难治性)高血压治疗新进展 | (91) |
| 31 | 高血压合并高脂血症及病例分析(27) | (95) |
| 32 | 家族性高胆固醇血症研究新进展 | (99) |
| 33 | 儿童高血压及病例分析(28) | (102) |
| 34 | 同型半胱氨酸与相关疾病的研究进展 | (106) |
| 35 | 高血压合并妊娠与妊娠期高血压疾病及病例分析(29) | (109) |
| 36 | 妊娠期高血压血压管理的几个问题 | (112) |
| 37 | 长期应用利尿剂需注意的几个问题 | (115) |
| 38 | 长期应用钙离子拮抗剂应注意的几个问题 | (118) |
| 39 | 长期服用转换酶抑制剂应注意的几个问题 | (121) |
| 40 | 长期应用β受体阻滞剂应注意的几个问题 | (124) |

# 我国高血压现状与流行病学特征

## 一、我国高血压患病率的变化

高血压是一种常见病和多发病,是人类健康的最大威胁之一。中国高血压患病率从20世纪50年代起呈逐年上升趋势,50年代患病率为5.1%,80年代为7.7%,之后进入快速上升期,90年代为13.2%(值得注意的是,90年代诊断高血压的标准由80年代以前的160/95 mmHg改为140/90 mmHg,这一标准的改变至少增加了2%的患病率),2002年为17.6%,2012年为25.2%,较50年代增加了将近5倍。值得欣慰的是,在2017年的中国心脏病大会上,由阜外医院王增武教授报告的研究结果显示2016年中国高血压患病率为23.2%,较2012年下降了大约2%(图01-1)。我个人认为我国高血压防控有效的拐点应该是于2012年悄然而至的。目前,关于拐点是否出现,国内专家有不同的观点。无论拐点是否出现,目前我国仍有大约2.5亿人患高血压,中国高血压的防控工作任重而道远。

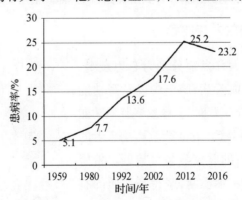

图01-1 我国高血压患病率的变化

中国高血压的有效防控,完全得益于我们中国高血压的领军人物刘力生教授、龚兰生教授等前辈们,他们将毕生的精力和学识贡献于中国高血压的防控事业。早在20世纪50年代初,老一辈医学专家就已经认识到很多心血管疾病患者伴有高血压病史,并明确了控制血压的重要性;而且他们就高血压发生机制、病理生理变化及诊断治疗进行了充分的探讨，建立了很多高血压防治与研究机构，为我们今天的防控研究奠定了扎实的基础。

在各位前辈的带领下，以及在高血压领域的医学同人们的积极跟进和努力下，我们相信随着患者认知度和各级政府重视程度的不断提高，中国高血压的防控效果会有更显著的提升。

## 二、我国高血压的知晓率、治疗率及控制率

根据2002年全国调查的结果显示，我国18岁及以上成人的高血压知晓率、治疗率和控制率分别为30.2%、24.7%和6.1%。值得注意的是，《中国居民营养与慢性病状况报告(2015)》调查结果显示，2012年18岁及以上成人的高血压知晓率、治疗率和控制率分别为46.5%、41.1%和13.8%，虽然明显高于2002年，但相对于高达2.5亿的高血压人群来说仍显不足（图01-2）。提高知晓率、治疗率和控制率是高血压防控的首要任务。

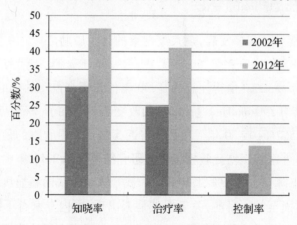

图01-2　2002年、2012年我国高血压的知晓率、治疗率及控制率

## 三、高血压常见的六大并发症

高血压最常见的六大并发症分别为心力衰竭、冠心病、心律失常、外周血管病、脑卒中以及肾功能损伤（图01-3），如果治疗不及时，会导致多脏器功能损伤甚至丧失劳动力。尽管并发症严重影响患者的生活质量，但高血压导致的并发症是可控的。希望高血压患者为了今后的生活质量，坚持高血压的有效治疗，有效预防并发症的发生和发展。

## 四、高血压与相关疾病死亡率特征

近年来，我国高血压及其并发症所引起的死亡已经跃居人口死亡原因的前列。关于高血压与相关

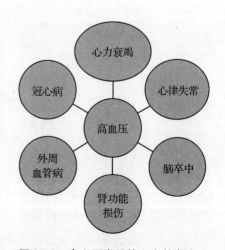

图01-3　高血压常见的六大并发症

疾病的流行病学研究显示：高血压并发心力衰竭的死亡人数占心血管事件总死亡人数的60%左右，其次为各种心律失常、猝死及其他并发症。因此，治疗高血压的目的不单单是降压，更是为了降低因各种并发症导致的死亡率和致残率，让高血压患者有质量、有尊严地生活是合理降压的终极目标（图01-4）。

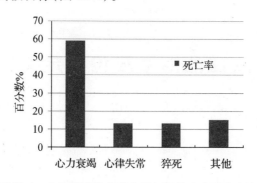

图01-4　心血管事件中高血压与相关疾病死亡率比较

### 五、高血压防控三要素

高血压的防控工作任重而道远，这是摆在我国广大医务工作者面前最严峻的课题，最终目标是高血压病患者能主动积极地配合各种高血压防控措施及药物治疗。"控制高血压，健康全中国"是医务工作者和高血压患者共同的目标，也是全国各级政府特别是卫生主管部门义不容辞的责任。

随着高血压患病人群日趋年轻化，相应心脑血管并发症的发生率和死亡率也有升高趋势。如果单靠临床医生降低我国高血压患病率，提高知晓率、控制率，几乎是不可能的，只有深入基层积极开展高血压的防治工作，才有可能改变这一严峻形势。值得注意的是，农村人群的自我保健意识较城市人群更低，对自己身体情况的关注度非常不够。另外，在一些偏远地区也缺乏相应的医疗机构。因此，有部分高血压患者往往在早期难以发现，当有明显症状时，病情已经比较严重，甚至已发生严重并发症，增加了临床治疗难度。

目前国家已经开始重视在基层医疗机构实施高血压规范化管理，并要建立有效、通畅的社区管理、组织、指挥和督导系统。高血压防控三要素为：(1) 国家高层制定切实可行的防控目标；(2) 各级医疗机构在国内全面覆盖并采取相应的落实措施，布局高血压防控系统，切实做到高血压患者能够得到有效治疗及定期随访；(3) 最重要的是需要全体公民特别是高血压患者主动参与并重视高血压的防控（图01-5）。

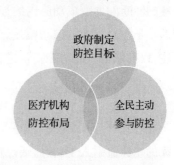

图01-5　高血压防控三要素

（张　麟）

## 02

# 血压的形成及相关定义

## 一、血压

　　动脉血压（以下简称血压）是指血液在动脉中流动时，对单位面积血管壁上的侧压力，以毫米汞柱（mmHg）为单位表示。循环系统内足够的血液充盈和心脏射血是形成血压的基本条件，而外周血管阻力是影响血压的另一因素。血压等于心排血量与外周血管阻力的乘积。人体过高或过低的血压都会引起机体的生理或病理改变。

## 二、血压的形成

　　血压的相对恒定是保证生命的重要条件，维持血压的相对稳定需要有正常的心脏泵血功能及流通性良好的动静脉管道系统。正常情况下，心脏每天跳动10万次左右，泵出5 000~7 000 mL血液，总行程将近10万公里。随着心脏的收缩和舒张，血液始终以一定的速度持续地流动着。另外，心脏每次收缩将60~80 mL血液射入主动脉内，大约1/3的血液流向外周血管，其余约2/3的血液被暂时贮存在主动脉和大动脉内，维持主动脉及大动脉的扩张及压力，这部分血液以物理势能的形式贮存在弹性血管壁中，其作用是使左心室的间断射血变成动脉内的连续流动的血流，并使每个心动周期中动脉血压的波动幅度远小于左心室内的波动幅度，这样有利于人体正常组织、器官中血液相对恒定持续的灌注，以确保各自的功能正常进行。

## 三、血液循环系统

　　心脏分为4个腔室，分别为左心房、左心室、右心房及右心室。当左心室收缩时，将有氧的动脉血射入主动脉，通过像树枝一样的各级动脉分支，将血液运送到全身组织，以满足组织代谢所需。在组织代谢过程中，会产生二氧化碳等代谢产物，代谢产物由静脉血带回到右心房，经由右心室进入肺。在肺中，静脉回流血中的二氧化碳和人体随呼吸进入肺组织的氧气进行交换，然后含有氧的新鲜血液从肺静脉流经左心房，流入左心室，左心室继而将有氧的动脉血射入主动脉。血液这种周而复始的运动叫作血液循环,保证血液循环正常功能的动力主要来源于有效的血压水平。

## 四、收缩压、舒张压、平均动脉压

心脏收缩时大血管内压力最高点被称为"收缩压";心脏舒张时大血管内压力逐渐下降至最低点,也就是管壁压力最低点被称为"舒张压";由于心室舒张期时程长于收缩期,故平均动脉压不是收缩压与舒张压的绝对平均数,而是更靠近于舒张压,约等于舒张压加1/3脉压差。心脏心室收缩时将血液射入主动脉,主要发挥两个功能:(1)推动血液前行;(2)加压于大动脉的血管壁使其扩张,心脏收缩后紧接着舒张,心脏舒张的时间比收缩时间略长0.06~0.08 s,以利于血液充满心室,为下一次收缩做准备。舒张时主动脉瓣关闭,血液不能回到心室,此时大动脉发挥弹性作用,弹性回缩,挤压血液继续前行,以维持血液向前流动的连续性,确保人体组织、器官功能的正常运行。

## 五、我国高血压血压水平、定义及分类

我国将高血压定义为:在未用抗高血压药物情况下,收缩压≥140 mmHg和(或)舒张压≥90 mmHg,按血压水平将高血压分为1、2、3级(表02-1)。

表02-1 2016年中国高血压指南界定血压水平和分类

| 类别 | 收缩压/mmHg | 舒张压/mmHg |
| --- | --- | --- |
| 正常血压 | <120 | <80 |
| 正常高值 | 120~139 | 80~89 |
| 高血压 | ≥140 | ≥90 |
| 1级高血压(轻) | 140~159 | 90~99 |
| 2级高血压(中) | 160~179 | 100~109 |
| 3级高血压(重) | ≥180 | ≥110 |
| 单纯收缩期高血压 | ≥140 | <90 |

(施 诚 马志强)

# 03 血压分类及动态血压的临床意义

## 一、基础血压

基础血压是指在特定的基础环境下,受测者身体、精神及代谢都处于静息状态(如清晨刚醒而未起床的时刻)下测得的血压值。一般认为基础血压的高低与病人的预后密切相关,基础血压值越高,预后则越差,并发症也越多。值得注意的是,基础血压的测量也受时间、地点、睡眠质量等诸多因素的影响,因而其在临床的应用受到很大的限制。事实上,临床工作中最应该注意的是病人的基础血压,如果能按照上述要求测定病人的基础血压,医生可根据基础血压值,制订高血压的治疗方案,更有利于高血压的有效治疗,能最大限度地减少高血压患者并发症的发生和发展。

## 二、偶测血压

偶测血压是指在被测者没有任何准备的情况下,任何时间、地点和环境情况下测得的血压值。偶测血压的正确方法如图03-1所示。门诊之所以要求患者坐位或卧位休息15 min后测血压,主要目的就是尽可能获得病人近似基础状态的血压值。偶测血压在临床上应用广泛,但也存在很多局限性和缺点,如不同的医护人员在同一条件下,测量同一被测对象,血压之间有显著误差;同一被测对象在不同时间的偶测血压也有显著的波动。上述这些缺点大大影响了偶测血压的应用价值,也就是说,单次偶测血压不能代表真实的血压值,也不能说明病情的好坏或降压治疗的疗效。解决偶测血压波动大的问题,可采用以下三种方法:(1)被测者应该在休息的条件下,由医护人员在不同的时间,至少取三次以上测量血压值的平均数,这样它才比较接近病人血压的真实情况,或者接近基础血压;(2)临床常见部分患者,医护人员所测得的血压值,始终高于病人家属或病人自己所测量的血压值,即"白大衣"现象,这时可由病人家属或病人自己测量血压;(3)采用全自动血压记录仪来监测血压,能有效地避免上述局限性。

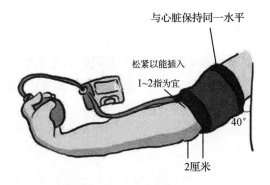

图 03-1　偶测血压的正确方法

### 三、动态血压

动态血压分直接动态血压和间接动态血压两种。

（1）直接连续血压记录：属于有创伤性检查，多用于重症监护或冠心病监护。主要方法是经动脉内插管，连接血压记录仪，经图显示瞬间的血压数据，以利于重症患者药物的随时调整。显然，动脉内直接测量血压数据准确，但因这种检查方法有创伤，故还不能在临床实际应用中推广。

（2）间接连续血压记录：优点在于能 24 h 动态测定一个人昼夜每间隔 30~60 min 的血压值，将有效数据的均值用于临床。

动态血压的优点在于：① 有利于高血压病的早期诊断；② 有利于监测夜间血压及清晨高血压；③ 指导临床合理用药。缺点在于影响受试者的夜间休息和日间活动。

### 四、动态血压昼夜时段及正常参考值

日间范围指 6 点至 21 点 59 分之间，夜间范围指 22 点至次日晨 5 点 59 分之间。我国从 20 世纪 80 年代末开始，许多省市级医院先后开展了动态血压测定技术，并进行了相关研究，拟定了中国人正常血压者、高血压病人以及老年人 24 h 动态血压诊断参考数据。1992 年在广州召开了全国动态血压协作会议，经过讨论拟定了"中国正常血压者 24 h 动态血压参考数据"（表 03-1），相关数据一直沿用至今。其特点是：动态血压均值的正常参考数据要比偶测血压正常值低。

表 03-1　中国正常血压者 24 h 动态血压参考数据

| 时间点 | 收缩压/mmHg | 舒张压/mmHg |
| --- | --- | --- |
| 昼夜血压均值 | <130 | <80 |
| 日间血压均值 | <135 | <85 |
| 夜间血压均值 | <125 | <75 |

### 五、动态血压的三大临床意义

1. 判断病人是否需要开始药物治疗:临床常用的偶测血压提供的只是患者瞬间血压,若根据瞬间血压决定治疗与否,会有很大偏差。24 h 动态血压测定所得数据远比偶测血压值多,这点对于决定高血压病人是否需要用药治疗,显然优于偶测血压。

2. 判断患者的预后:研究证实 24 h 动态血压的血压值与左室肥厚或心血管事件的相关性明显优于偶测血压。

3. 评价降压治疗效果:在许多情况下,24 h 动态血压测量可用来评价药物治疗效果,对于选择用药、调整剂量、给药次数和间隔时间等个体化治疗,它是非常重要的依据。

(罗英饰 卫任龙)

# 04 血压的生物学规律及特征

## 一、血压的生物学变化规律

人体的血压有明显的两大生物学变化规律:(1)季节生物学变化规律。无论是正常人还是高血压患者,随着季节的变化血压都会发生变化。夏季由于天气热,外周血管扩张,血压较其他季节偏低,高血压患者对降压药物的反应较好;相反,冬季由于天冷,外周血管收缩,血压会有不同程度的升高,高血压患者往往需要联合多种降压药物才能使血压达标。(2)时间生物学变化规律。健康人血压在24 h内出现日间升高、夜间降低的谷峰样的波动,大多属于人体的正常生理性波动。

## 二、勺型血压、非勺型血压、深勺型血压及反勺型血压

如果夜间血压下降数值大于日间血压的10%就为勺型血压,小于日间血压的10%为非勺型血压,大于日间血压的20%以上为深勺型血压;如果夜间血压比日间血压高即为反勺型血压。

## 三、正常人24 h血压波动特征

正常人的血压在24 h内具有"双峰一谷"的昼夜节律,有午休习惯的人也可能呈现"双峰双谷"的昼夜节律,但都表现出白天血压处于正常范围较高的水平,夜间处于正常范围较低的水平,波动范围收缩压大于舒张压,日间血压波动范围也大于夜间。这一现象提示正常血压者24 h波动情况符合生理性节奏波动:日间活动较多,人的大脑处于兴奋状态,所以血压会有增高,波动范围也大;反之,夜间睡眠时,人体处于相对抑制状态,血压下降,波动范围也小。以上现象属于正常生理性波动。

## 四、高血压患者24 h血压波动特征

高血压患者的24 h血压的波动大小,不仅与高血压的严重程度有关,而且与不同类

型的高血压也有关。高血压患者24 h血压波动有五大特征:(1)轻度高血压患者,24 h内血压的波动范围较大;(2)重度高血压患者,24 h内血压的波动范围较小,夜间睡眠后血压的下降程度并不明显;(3)中度高血压患者,24 h内血压的波动程度介于轻度高血压和重度高血压之间;(4)伴有低肾素水平的高血压患者,常是午后至傍晚这段时间内血压较高;(5)伴有高肾素水平的高血压患者,上午血压可能就很高。以上现象都属于病理性波动。

## 五、"白大衣"高血压及临床意义

"白大衣"高血压是指患者在医生诊室测量血压时血压升高,但在家中自测血压或24 h动态血压监测时血压正常。原因可能是由于患者见到穿白大衣的医生后精神紧张,血液中出现过多儿茶酚胺,心跳加快,同时外周血管收缩,阻力增加,产生所谓"白大衣"效应,导致血压上升。随着高血压诊断及防治研究的进展,"白大衣"高血压越来越受到人们的重视。流行病学调查发现,在高血压患者中,"白大衣"高血压占9%~16%。"白大衣"高血压的发生机制目前还不十分明确,过去认为"白大衣"高血压是由于精神紧张,血压尚属正常,可能与患者产生的应激反应和警觉反应有关。目前研究发现"白大衣"高血压可能是处于正常血压与持续性高血压之间的一种中间状态,在年轻、女性、非吸烟人群中的发病率较高。因此,应对这种"白大衣"高血压患者加强随访观察。

## 六、自测血压应注意的六个问题

自测血压虽然能有效地避免"白大衣"高血压,但自测血压者也应该注意以下六个问题:(1)血压在一定范围内具有波动性,所以不要太在意5~10 mmHg甚至20 mmHg的血压波动,如果血压在一周内或较长时间中逐渐升高,应该引起重视并适当就医,遵医嘱调整降压药物;(2)如果诊断临界高血压,测量时间不能固定,应该在一天内的早、中、晚各个时间记录血压;(3)如果仅是为了判断降压效果,应在每天的同一时间测量血压;(4)正常人在家自测血压多次超过140/90 mmHg时,应及时到医院就诊;(5)每隔6~12个月应校正血压计;(6)最关键的是测量血压时一定要使用合适的血压计,并注意要有合适的袖带,要采用正确的方法测量血压。

(刘锡燕 李团叶)

# 高血压的病因分类、定义及病例分析(1)

## 一、高血压的病因分类

根据病因,高血压分三大类:原发性高血压、继发性高血压、特殊类型高血压(图05-1)。

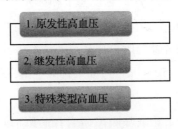

图 05-1　高血压的病因分类

## 二、原发性高血压

原因不明的高血压就是原发性高血压,也就是我们通常所说的高血压病。原发性高血压是最常见的心血管疾病。大多患者在40岁以后血压开始明显增高,因而多见于中老年人群。关于病因,多数学者认为是在一定的遗传基因基础上,加上后天多种因素的综合作用,导致人体的血压调节机能不正常而出现一组以血压升高为主的症候群。它是以高血压为主要临床表现的一种独立疾病,约占所有高血压病人的90%。

## 三、继发性高血压

继发性高血压是指继发于其他疾病后出现的高血压,也就是有明确的原发疾病,又伴有血压的升高症状和体征的疾病,也被称为症状性高血压。常见于急性肾脏病、慢性肾脏病、内分泌性疾病、血管性疾病、颅脑疾病以及妊娠中毒症等。继发性高血压,如果病因明确,治疗得当,能完全治愈,如肾上腺皮质腺瘤(也称醛固酮瘤)手术后血压大多可恢复正常。如果患者原发疾病没有被治愈,患者将持续存在高血压症状。在这种情况下,高血压所引起的临床表现及并发症与原发性高血压相似。因此,当一个高血压病人经正规治疗一段时间,血压控制不满意时,就要考虑继发性高血压的可能。

## 四、特殊类型高血压

临床上难以归于原发性高血压或者继发性高血压的就是特殊类型高血压。其特点是,在治疗时只有针对这些高血压的形成原因对症治疗,才能有效降压。

## 五、临床常见七种特殊类型高血压

1. 假性高血压:多见于老年人,血压升高的原因是,肱动脉硬化使测得的收缩压偏高。当患者动脉内血压数值明显小于血压计测得的读数并处于正常范围内时,即可诊断为假性高血压。由于此种类型的高血压患者常有脏器动脉硬化且伴有舒张压偏低等病症,所以不能贸然进行降压治疗,应针对其动脉硬化及脏器供血不足进行治疗。

2. 肥胖性高血压:有些高血压患者,其体重指数[体重(kg)除以身高(m)的平方]大于 $27 kg/m^2$ 或肥胖度[超重体重(kg)/标准体重(kg)×100%]大于25%,通过控制热量摄入及降低体重,患者的血压就可以明显下降或接近正常。此种高血压称为肥胖性高血压。

3. 直立性高血压:有些患者卧位时血压正常(舒张压≤90 mmHg),立位时血压升高(舒张压>90 mmHg、收缩压>150 mmHg),如果排除了继发性高血压的可能,此种高血压可称为直立性高血压。

4. 睡眠呼吸障碍性高血压:睡眠呼吸障碍者在睡眠时可反复出现呼吸暂停的现象,一般每次呼吸暂停可持续10 s左右,每夜可发作30次以上,且伴有周期性血压升高的症状。此种高血压可称为睡眠呼吸障碍性高血压。

5. 高原性高血压:有些患者在高原地区生活时血压升高,离开高原地区后不经降压处理血压很快便恢复正常。此种高血压可称为高原性高血压。

6. 妊娠高血压:有些女性孕前血压正常或偏低,怀孕后舒张压可升高达85 mmHg以上,如果排除了继发性高血压的可能,此种高血压可称为妊娠高血压。

7. 肺性高血压:患者在患了支气管哮喘、慢性支气管炎或肺内感染等呼吸系统疾病后,血压会有所升高,但应用抗生素、止咳药或支气管扩张剂后其血压便会明显降低。此种高血压可称为肺性高血压。

## 六、原发性高血压合并继发性高血压的多重表现

原发性高血压可同时合并继发性高血压,原因多为动脉粥样硬化性肾血管性高血压、阻塞性睡眠呼吸暂停综合征、糖尿病肾病、妊娠高血压综合征及内分泌源性高血压等,可单一或合并存在。因此,在原发性和特殊性高血压诊治过程中要注意有无继发性高血压合并存在,这一点非常重要,有益于医生对高血压患者的危险性进行评估并采取相应治疗措施。

## 七、病例分析

2016年3月7日,门诊患者,男,48岁,主诉间断发现血压高半年,时有头晕,血压波动2周,就诊于门诊。患者于半年前发现血压升高,多次自测血压均高于140/90 mmHg,偶测血压最高值为180/100 mmHg。近2周因工作压力大,出现头晕,周身不适,日间嗜睡。在家多次测量血压,波动范围为140～180/90～110 mmHg(140～180 mmHg表示收缩压范围,90～110 mmHg表示舒张压范围,表述方法下同),无肢体麻木及活动障碍。发病以来患者无腹痛、腹泻,无周期性瘫痪、烦渴、多尿,无黑蒙、晕厥,精神、食欲、睡眠差,大小便正常。

**既往史**:患者无明确心肾病史,也无糖尿病史,但有间断头晕病史。

**家族史**:患者父母均健在,无明确高血压及肥胖史。

**体格检查**:患者血压为160/100 mmHg,体型肥胖(体重指数=28.4 kg/m$^2$),双肺呼吸音粗,可闻及少许痰鸣音,心率为82次/分,节律齐;A2>P2,各瓣膜听诊区未闻及杂音;周围血管征阴性。主要辅助检查项目有以下几种。(1)心电图:窦性心律,心电图大致正常。(2)心脏彩超:各房室大小正常,左室射血分数正常。(3)睡眠呼吸监测:睡眠中出现呼吸阻塞的现象,每小时最多可发作7次呼吸暂停,睡眠7 h发生35次呼吸暂停。(4)实验室检查:血、尿、便常规未见异常。(5)血清总胆固醇含量明显增高,超过6.70 mmol/L,甘油三酯正常小于1.70 mmol/L。

**临床诊断**:睡眠呼吸暂停综合征(睡眠呼吸障碍性高血压)、高脂血症。

**诊断依据**:(1)中年肥胖男性,发现血压高半年,头晕,血压波动2周。(2)查体:血压为160/100 mmHg,体型肥胖,双肺呼吸音粗,可闻及少许痰鸣音,余未见异常。(3)心电图:窦性心律,大致正常;超声心动图未见明显异常。(4)睡眠呼吸监测:重度阻塞性睡眠呼吸障碍。

**鉴别诊断**:主要与原发性高血压鉴别,患者无明确高血压家族史,肥胖体型,睡眠监测结果有助于鉴别。

**治疗**:(1)制订并严格执行减肥计划,将目前早饭和午饭的进食量分别减1/3,晚饭减1/2,每日摄取的总热量大约5 023 kJ,建议步行上下班,争取完成每天1万步的目标;(2)接受并坚持经鼻持续气道正压(CPAP)呼吸机治疗。

**随访**:非常感谢患者积极配合上述治疗方案,夜间睡眠时呼吸机治疗的同时坚持减肥,呼吸机应用一周后血压降至140/90 mmHg以下,三个月后体重指数为26.1 kg/m$^2$,6个月后体重指数为24.7 kg/m$^2$,两年后体重指数完全恢复正常,小于24 kg/m$^2$。血压、血脂也完全恢复正常。

**点评**:这是一个非常简单的病例,但在临床工作中,能坚持呼吸机治疗并有毅力减肥到底的患者比较少见。所以,希望我们的医生和患者在诊断和治疗高血压时,一定要重视病因及非药物治疗的临床价值。

(陈 龙 张 麟)

# 06 难治性高血压的定义及病例分析（2）

## 一、难治性高血压的定义

难治性高血压（RH）又称顽固性高血压。我国高血压防治指南修订委员会于2005年发表的《中国高血压防治指南》指出：高血压患者应用改善生活方式和至少3种药物治疗仍不能将收缩压和舒张压控制在目标水平（140/90 mmHg）时，这种高血压被称为难治性高血压。难治性高血压诊治流程如图06-1所示。

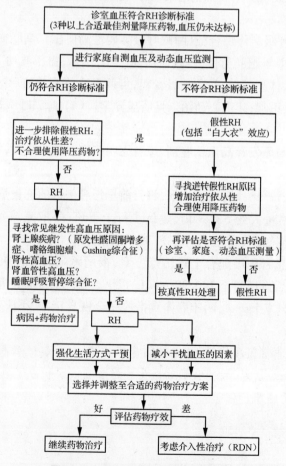

**图06-1　难治性高血压诊治流程图**

## 二、难治性高血压诊治中应注意的问题

1. 详细询问患者病史、用药史,根据病情确定病因,首先排除继发性高血压的可能。
2. 进一步排除假性难治性高血压或者患者降压治疗的依从性差的可能。
3. 患者可能同时在服用使血压升高的药(如口服避孕药、肾上腺类固醇类、可卡因、甘草、麻黄等)。
4. 改善生活方式失败(如体重增加,重度饮酒)。
5. 容量负荷过重(如利尿剂治疗不充分,进展性肾功能不全,高盐摄入)。
6. 没有很合理地应用降压药。

## 三、处理原则

1. 当找出原因处理后仍无效果时,基层医生应把难治性高血压病人转至上级医院的高血压专科进行治疗。在所有努力失败后,再在严密观察下停用现有降压药,重新开始应用一种新的、简单的治疗方案,可能有助于打破这种恶性循环(图06-2)。

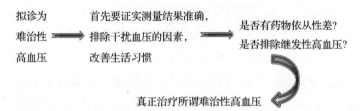

**图 06-2　处理原则**

2. 不推荐 β 受体阻滞剂与 α 受体阻滞剂联合应用,尤其是对于老年患者。
3. 以个体化情况正确选择降压药物和应用方法,灵活调整用药剂量及服用方法是治疗难治性高血压的关键,并结合 24 h 动态血压监测。如患者呈非勺型血压,应晚上服用降压药物,并注意降压药物的合理搭配;如合并糖尿病,不宜选用 β 受体阻滞剂与利尿剂组合,因为这种组合对代谢不利,可增加脂代谢异常的发生率。
4. 尽可能选用依从性强的降压药物(硝苯地平控释片、氯沙坦钾氢氯噻嗪等长效降压药)治疗难治性高血压,同时更要强调高血压的综合治疗,如改善不良的生活方式、限制食盐的摄入(每日少于 5 g)、戒烟、限酒等。重视血脂、血糖控制,有将减重进行到底的决心。
5. 应重视对每一个高血压患者进行危险分层,严格评价靶器官损害,依不同靶器官损害,选择合适的降压药物治疗,如合并冠心病者宜选 β 受体阻滞剂治疗;合并糖尿病者首选血管紧张素转换酶抑制剂及钙离子拮抗剂治疗;合并左心室肥厚者应首选血管紧张素转换酶抑制剂或血管紧张素 Ⅱ 受体拮抗剂及钙离子拮抗剂治疗。

### 四、病例分析

患者,男,67岁,发现高血压30年,间断服用降压药,血压控制不佳。近半年在基层医院接受规范的降压药物治疗:初始治疗药物为培哚普利4 mg/d、氢氯噻嗪25 mg/d、比索洛尔5 mg/d,服用两周后患者血压仍于180~200/90~100 mmHg间波动,随后加用苯磺酸氨氯地平5 mg/d,但血压仍未得到控制。继而更改处方为:缬沙坦160 mg/d;卡维地洛25 mg/次,一日两次;布美他尼1 mg/d,但家庭自测血压仍大于180/90 mmHg。基层医院为排除难治性高血压,将其转入朝阳医院专科门诊。

详问患者病史同前,患者自诉服药依从性好,且门诊就诊前均未漏服药物,也未服用非甾体抗炎药,既往无失眠或明确打鼾病史。其父患高血压40年,常规服用苯磺酸氨氯地平,血压可得到有效控制。患者自诉于2006年进行常规肾血管造影,未见肾动脉狭窄。门诊测血压,首先进行简单的坐立位试验,坐位血压为186/90 mmHg,心率为69次/分,律齐,立位血压为200/96 mmHg,心率为56次/分。四肢脉搏均相同,无腹水或颈静脉充盈,双下肢无明显水肿。血清钾为3.4 mmol/L,肾小球滤过率(eGFR)为48 mL/(min·1.73 m$^2$)。患者血钾低于正常下限,原发性醛固酮增多症待排除。在做原发性醛固酮增多症诊断试验前,对患者的药物做了相应调整,首先停用影响血循环肾素和醛固酮水平的缬沙坦和布美他尼,更换为哌唑嗪、双肼屈嗪和卡维地洛6周后,腹部CT平扫显示右侧肾上腺结节大小约12 mm,无恶性征象。醛固酮增多症筛查试验发现:血清醛固酮升高至52 ng/dL,明显大于正常值(小于16 ng/dL);血浆肾素活性被抑制低于正常可检测最低限1 ng/(mL·h)。

**临床诊断**:根据患者的病史、家族史、体征和辅助化验检查结果,患者原发性高血压合并原发性醛固酮增多症的诊断成立。

**鉴别诊断**:主要应与继发性醛固酮增多症相鉴别,包括肾血管狭窄性高血压、恶性高血压、肾性高血压等。继发性醛固酮增多症患者的血浆肾素活性及血管紧张素Ⅱ均会明显升高,鉴别并不困难。

**治疗**:因患者为单侧肾上腺增生,首选右侧肾上腺切除。术后患者的血压明显改善,仅服用苯磺酸氨氯地平5 mg/d及螺内酯10 mg/d,就可将血压控制在140/90 mmHg以下。

**点评**:治疗难治性高血压时,首先要排除继发性高血压的可能,本例患者有明确的高血压家族史,临床容易忽略患者同时合并继发性高血压的可能。若患者呈高血压、低血钾或者正常低限的血钾,都要高度警惕原发性醛固酮增多症发生的可能。临床中一定要注意原发性高血压合并继发性高血压的可能。关于原发性高血压合并继发性高血压的诊断是否合理,这是一个有争议的临床问题,有待进一步探讨。之所以提供这个病例,就是为了拓宽思路,仅供读者参考!

(宋 飞 张 麟)

# 07 高血压危象的定义、分类及病例分析(3)

## 一、高血压危象的定义及分类

高血压危象是指在原发性高血压或者继发性高血压疾病发展过程中，在某些诱因的作用下，因周围小动脉发生暂时性强烈收缩，导致血压急剧升高，病情急剧恶化，并引起心、脑、肾等主要靶器官功能严重受损的并发症。多发生在缓进型高血压病的各期，也可见于急进型高血压病。根据靶器官是否有明显损伤分为急症和亚急症(图07-1)。

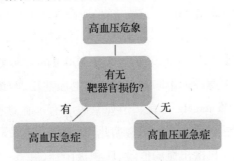

图07-1　高血压危象定义及分类流程

## 二、高血压急症及亚急症

高血压急症：通常是指患者血压短时间内明显升高，大于180/120 mmHg，伴有即将发生或进行性靶器官损害，需立即住院进行降压治疗，以阻止靶器官进一步损害。高血压急症主要包括高血压脑病、缺血性脑卒中、出血性脑卒中、急性冠状动脉综合征、主动脉夹层、急性左心衰竭伴肺水肿、子痫等。

高血压亚急症：指血压虽有明显增高，但不伴有进行性靶器官损害，一般不需住院治疗，应立即进行降压治疗，需24~48 h内将血压降至安全范围。

## 三、高血压危象的流行病学

高血压危象占内科急症的 27.5% 左右,其中中枢神经系统并发症最常见,包括脑梗死(24.5%)、高血压脑病(16.3%)、脑出血或蛛网膜下腔出血(4.5%);其次为心血管系统并发症,包括急性心衰和肺水肿(36.8%)、急性冠脉综合征(12%)、主动脉夹层(2%)。临床上大约 1% 的高血压患者可能发展到高血压危象,18% 的高血压危象的发生是由于轻-中度高血压没有得到及时有效的治疗,54% 的高血压危象患者不能遵医嘱服药,高血压危象患者如不能及时得到治疗,一年病死率高达 79% 左右。其实,最好的也是最简单的预防就是规范、合理、有效地服用降压药,保证血压在正常范围。希望患者能积极配合医生规范用药,遗憾的是,相当一部分的患者并没有意识到这点。

## 四、高血压危象治疗新观念及流程

1. 高血压危象一旦发生,要分秒必争、全力抢救,其预后与抢救治疗是否及时和正确密切相关。特别强调要保持呼吸道通畅,迅速适当地降压,保护靶器官,避免或减轻心、脑、肾、眼底视网膜等靶器官由于血压急骤升高而产生的严重并发症。

2. 大部分高血压危象患者应立即降压,如降压及时,1 h 内可使平均血压降低 20%～25%,2～6 h 内可将收缩压降至 160 mmHg,舒张压降至 100～110 mmHg,24～48 h 内可将血压降至正常范围。

3. 对于缺血性脑卒中患者,平均动脉压大于 130 mmHg 或收缩压大于 220 mmHg 时开始降压,为了维持脑卒中急性期半暗带区域合适的灌注压,收缩压维持在 180 mmHg 左右,舒张压维持在 100～105 mmHg 为宜。但如果患者有缺血性脑卒中合并心肌梗死、心衰、肾功能不全、主动脉夹层等症状时,不遵循此降压原则,应采取迅速降压策略。如患者为出血性脑卒中,为了减少再次出血的危险,应积极降压,在 6～12 h 内将血压降低 20%～25% 为宜。

4. 静脉给药:静脉给药时,首选药物硝普钠、乌拉地尔、拉贝洛尔等。近年来,钙拮抗剂、血管紧张素转换酶抑制剂以及 α、β 受体双重抑制剂,这三类药物均具有起效快、使用方便、改善靶器官灌注的优点。特别是其降压作用强度随血压下降而减弱,过度降压的副作用较少见。临床实践证实,此三类药是抗高血压危象较理想的药物。

## 五、病例分析

患者,男,62 岁,因劳累及情绪波动,自觉周身不适 3 天,头晕一天,加重伴昏睡 10 min,由"120"送至急诊。既往高血压病史 10 年,未规律服用降压药物。

查体:患者为浅昏迷状态,呼气性呼吸困难,皮肤有花斑,血压为 220/130 mmHg,双肺野可闻及大量干湿性啰音及喘鸣音;心率为 130 次/分,节律齐,呈奔马律;床旁胸片显示肺水肿;超声心动图(UCG)检查结果显示心脏射血分数为32%;CT显示无明显颅内病变。

紧急抢救措施(常规急诊处理流程):让患者吸氧,保持呼吸道通畅,并立刻予硝普钠30 mg加5%葡萄糖液50 mL,用微量泵泵入,初始剂量为0.3 μg/(kg·min),然后根据血压调整剂量,同时,静脉注射呋塞米40 mg、毛花苷C 0.4 mg;在60 min之内将硝普钠剂量逐渐上调至2 μg/(kg·min),血压随之下降至180/100 mmHg时,患者清醒,但呼吸仍急促,1.5 h后小便700 mL,症状有所缓解,3 h后肺部啰音明显减少,维持治疗2天,肺水肿得到有效控制。连续治疗5天后,患者病情渐趋稳定。用以下口服药取代静脉用药:培哚普利4 mg(qd),呋塞米20 mg(qd),螺内酯20 mg(qd),地高辛0.125 mg(qd),辛伐他汀20 mg(qn),观察3天,病情稳定,准予出院(图07-2)。嘱患者专科门诊定期随访。患者出院两周后复查,血压为138/86 mmHg,心率为84次/分,让患者加服酒石酸美托洛尔12.5 mg(qd),以后每个月门诊复查,我连续随访至今6年,患者病情相对稳定。

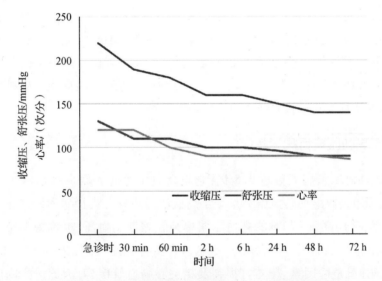

图07-2 72 h高血压危象急诊救治血压、心率变化趋势图

临床诊断:高血压急症、急性肺水肿、心功能Ⅳ级、高脂血症。

鉴别诊断:应将因高血压导致的昏迷与脑出血鉴别开来,脑出血患者的全脑症状明显,肢体常有偏瘫等体征,头颅CT可提供有力的鉴别诊断依据。

点评:在临床工作中常常能碰到类似上述的一些高血压病人,明知道自己患有高血压,但没有足够重视,在某些应激的情况下很可能造成无法挽回的后果。

(施 维 张 麟)

## 08
# 老年高血压的定义、特点、治疗要点及病例分析（4）

### 一、老年高血压的定义

老年高血压是指年龄在60岁以上，血压持续升高超过高血压诊断标准，或者非同日3次以上测的血压都超过高血压诊断标准，收缩压≥140 mmHg 及（或）舒张压≥90 mmHg。高血压患者随年龄增加而进行性增加，年龄每增加10岁高血压患病率约增加10%。35岁以上的成年人高血压患病率上升幅度加大，60岁以上老年人高血压患病率高达50%以上，老年单纯收缩期高血压占老年高血压的70%左右。

### 二、老年高血压流行病学特点

当前我国高血压患病人数达2.5亿，老年高血压患病人数占高血压总患病人数的60%～70%，而单纯收缩期高血压又是老年高血压的一种。流行病学研究显示老年高血压有如下特点：(1) 60%～70%的高血压属单纯收缩期高血压，也称为老年收缩期高血压；(2) 单纯收缩期高血压可使病死率、心脑血管疾病发病率增加2～4倍；(3) 老年人多存在多种心脑血管危险因素、靶器官损害及相关心脑血管疾病，因此选择降压药时较复杂；(4) 老年高血压患者血压波动大，易发生直立性低血压，尤其易发生在降压治疗及患者情绪变化时；(5) 易发生心脑血管疾病及心脏功能不全；(6) 收缩压升高的危险要大于舒张压升高的危险，并且多数患者收缩压比舒张压更难以控制，治疗重点应放在控制收缩压上；(7) 老年高血压多数具有低肾素、低交感活性、高容量、高搏出量的特点，故利尿剂及钙离子拮抗剂对老年高血压的治疗效果较其他种类降压药物好。

### 三、老年高血压降压治疗中应注意的问题

国内外研究表明，在血压降低相同幅度的情况下，对老年人而言，降压益处要比对年轻人及中年人大得多，有效降压可使脑卒中发生概率下降36%～42%，使主要心血管事件发生概率降低26%～32%。收缩压每下降10 mmHg，可使60～70岁老年人心脑血管事

件发生概率下降1/3。因此,对老年高血压患者积极控制血压是十分必要的,但要注意以下问题。

（1）随着年龄的增加,调节血压的压力感受器逐渐退化,敏感性降低,因此降压不可太快,要循序渐进,降压药物剂量要逐渐递增,尤其对体弱者及原有脑血管疾病者更要如此,否则易发生低血压,尤其是直立性低血压,以及会发生脑供血不足。

（2）注意药物的体位效应,尽量不用α受体阻滞剂来降压,应小剂量应用利尿剂及血管扩张剂。降压过程中要注意保持患者足够的入量,如患者入量不足时,要注意选择合适的药物。

（3）老年人存在多种脏器的损伤,要注意选择合适的降压药,有心功不全者可首选利尿剂及血管紧张素转换酶抑制剂;有肾功不全者首选钙拮抗剂,慎用血管紧张素转换酶抑制剂。

（4）由于老年人动脉粥样硬化,动脉的僵硬度增加,弹性减弱,使舒张压减低,脉压加大,因此,在降低收缩压时,不宜将舒张压降得过低,尤其对合并冠心病者,如舒张压降得过低,可致心血管病死率升高。

（5）宜选择一日一次的降压药,即可持续24 h 的长效降压制剂,以利于平稳降压,提高治疗依从性,减少靶器官损害。

（6）在实际临床中,我们发现老年高血压的降压常常不易掌控,如单纯收缩期高血压,尤其是当舒张压低于 70 mmHg 时,如何选择降压药是十分重要的,注意个体化用药剂量。

（7）除降压外,还要注意对其他危险因素的控制,如血糖、血脂等。

## 四、鉴别诊断

老年单纯收缩期高血压须与由某些高心排出量的疾病导致的收缩压升高相鉴别,多见于主动脉瓣关闭不全、主动脉瘘、动脉导管未闭、重度贫血、甲状腺功能亢进等。

## 五、病例分析

外地会诊患者,女,83 岁,发现血压升高 40 年,加重伴头晕一周住院。患者入院前一直常规剂量服用苯磺酸氨氯地平、氯沙坦钾氢氯噻嗪,血压控制在 140～160/70～90 mmHg。一月前无明显诱因,自觉头晕,非同日测三次血压均明显升高,不伴恶心、尿少及水肿,也无明显心慌、气短及肢体活动异常。

查体:患者血压为 186/98 mmHg,心率为 80 次/分,律齐。血尿便常规、肝肾功能较前均无明显改变。

临床诊断:高血压病 3 级（很高危）。

治疗经过:（1）患者住院后该院医生连续调整用药,包括利尿剂在内的 5 种降压药,观察一周,患者的血压不降反升至186/100 mmHg。这种症状可能与相关神经内分泌水平的过度激活或者过度抑制有关。(2)在密切监测血压、心率的前提下,停用所有降压药,停用当天下午及次日早晨,患者血压均为180/90 mmHg,连续观察3天,患者血压于160~170/80~90 mmHg间波动。因血压在安全范围,继续观察3天后,结合患者经济原因,使其改服复方利血平氨苯蝶啶片1片(qd),次日早晨,患者血压为150/80 mmHg,连续服用3天后,患者血压下降至130/70 mmHg。患者一般情况较前明显好转,出院后每月电话随访,其血压始终于120~130/70~80 mmHg间波动(图08-1)。

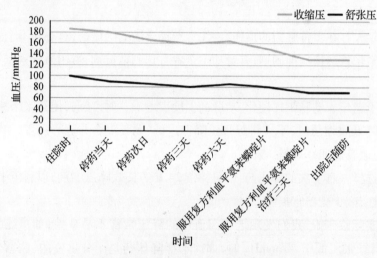

**图08-1 调整降压药物期间血压变化趋势图**

**点评**:我外出会诊病人时,为病人减药的时候居多,尤其是在老年患者心血管神经内分泌系统存在无效的过度激活或过度抑制时,这一点应该引起大家的足够重视。

(罗英饰 张 麟)

# 高血压脑病及病例分析(5)

## 一、高血压脑病的定义

高血压脑病属于高血压急症之一,是指由于某些诱因,导致脑细小动脉发生持久而又严重的痉挛,脑血循环发生急性障碍,导致脑水肿及颅内压增高的一组临床综合征。顾名思义,高血压脑病是由血压升高而引起的脑部受到损害的一种疾病。

## 二、高血压脑病的发生机理

高血压脑病在原发性高血压患者中发病率占1%左右,在继发性高血压(如妊娠期高血压、肾小球肾炎性高血压、肾动脉狭窄高血压等)患者中比例会更高。无论是原发性高血压患者还是继发性高血压患者,当血压突然升高超过脑血流自动调节的阈值,即中心动脉压大于 140 mmHg 时,脑血流会出现高灌注,从而导致毛细血管压力过高,渗透性增强,病人就会出现脑水肿和颅内压增高,甚至会形成脑疝。

## 三、高血压脑病发作及治疗的五大特点

1. 发作前常会出现血压的突然升高,收缩压和舒张压都升高,但大部分病人舒张压升高更加明显,会出现头痛、恶心、呕吐、烦躁不安、兴奋或精神萎靡、嗜睡等意识状态的改变。

2. 如果治疗不及时,随后患者会发生剧烈的头痛、呕吐、心动过缓、视力模糊(以偏盲和黑矇多见)、视神经盘水肿、颈部强直、意识模糊甚至抽搐、昏迷等。

3. 严重时,患者可出现暂时性的偏瘫、半身感觉障碍、失语等。

4. 进行合理治疗时,高血压脑病的最大特征之一就是对降压治疗具有非常迅速而良好的反应。如果给予患者积极的治疗措施而患者降压反应不佳时,则高血压脑病的诊断可能不成立。

5. 高血压脑病全部临床症状群的出现,一般需要 12~48 h。

## 四、高血压脑病患者有条件时应做的检查

1. 眼底检查(这是每个临床医生都应掌握的最简单的眼底检查技术):简单易行,通过眼底检查可见不同程度的高血压性眼底,视网膜动脉痉挛甚至视网膜有出血、渗出物和视盘水肿。

2. 脑脊液检查:压力常显著增高,有少数可出现红细胞或蛋白质轻度升高。

3. 头颅 CT 或 MRI 检查:脑组织水肿(图09-1)。

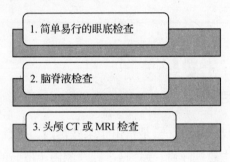

图 09-1　高血压脑病患者有条件时应做的检查

## 五、高血压脑病的八大防治措施

1. 首先要特别强调患者的预防意识,生活起居要有规律,饮食要低盐、低脂、低糖。

2. 定期复查血糖、尿糖及糖化血红蛋白,糖尿病是动脉粥样硬化最主要的促进因素。

3. 高血压脑病的发作过程有长有短(数分钟至数小时),一般需经过 12~48 h。当患者出现严重的弥漫性头痛、烦躁不安、精神萎靡、嗜睡等症状时,应考虑高血压脑病的可能。

4. 在等待急救的同时,要保持病人的安静,消除其恐怖心理,让病人侧卧位,以免呕吐物进入气管而发生窒息,可舌下含服卡托普利或硝苯地平等。

5. 进入医院时患者通常会进入加强监护病房,持续监测患者血压并尽快安全降压,且需要在尽可能短的时间内缓解患者病情,以有利于改善靶器官的进行性损害,降低心血管事件发生率及病死率。

6. 静脉滴注降压药物,可用硝普钠、乌拉地尔、尼卡地平、拉贝洛尔等。降压治疗原则同先前高血压急症的降压药治疗,争取 1 h 内将收缩压降低 20%~25%,但血压下降幅度不可超过 50%,舒张压一般不低于 110 mmHg。当舒张压降至 95~110 mmHg 后,可以改为口服药物。

7. 纠正脑水肿,应用呋塞米、甘露醇等降低颅内压,用苯巴比妥钠等控制抽搐,有时还需要控制癫痫。

8. 症状缓解后,有其他靶器官损伤的要及时治疗,如肾功能衰竭者可行透析治疗,妊

娠毒血症者应引产等。在整个治疗过程中特别要注意排除继发性高血压的可能。

## 六、病例分析

外院会诊病人,男,53岁,主因"头痛、恶心、呕吐、昏迷半小时"住院,既往有明确高血压病史20年,未能很好地接受规范降压治疗。发病前两小时饮酒后突感周身不适,剧烈头痛并恶心,呕吐3次均为胃内容物,后不省人事。

查体:浅昏迷状,血压为190/120 mmHg,心率为100次/分,律不齐,心电图提示偶发房早。双肺呼吸音粗,未闻及干湿性啰音,腹部无明显阳性体征。四肢肌力、肌张力正常,病理征未引出。眼底显示:高血压性视网膜病变,视网膜有动脉痉挛及少量渗血;脑脊液检查和神经传导检查结果正常。脑MRI提示:脑桥、右侧丘脑和小脑存在信号增强的区域,枕叶无异常信号(图09-2),扩散加权成像(DWI)正常,但表观弥散系数(ADC)图与T2加权图像对比呈高信号。血生化检查:血脂、肌酐及血糖均明显升高。

临床诊断:高血压脑病、高脂血症。

鉴别诊断:需与脑出血及脑血栓鉴别。患者无明确语言和肢体障碍,做MRI检查进一步排除。

治疗原则:紧急降压。予硝普钠30 mg加5%葡萄糖液至50 mL,用微量泵泵入,初始剂量为0.3 μg/(kg·min),根据血压调整剂量达1.5 μg/(kg·min)时,血压降至160/100 mmHg。通过静脉注射呋塞米40 mg、静脉滴注甘露醇等降低颅内压。次日患者症状全消,血压150/90 mmHg,复查MRI病灶消退(图09-2)。

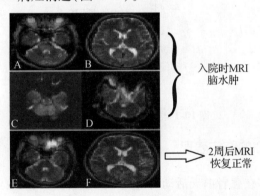

**图09-2 患者入院及出院2周后的MRI比较**

点评:高血压脑病患者经积极降压治疗后,症状可迅速好转或缓解。在没有MRI检查条件的情况下,以此可以排除高血压性脑出血。高血压性脑出血患者虽同样有血压显著增高、呕吐、昏迷和偏瘫等症状,但患者一旦昏迷后,经降压治疗,症状却常常不能好转,甚至死亡。

(施 诚 张 麟)

# 10 高血压脑出血的定义、临床表现、治疗及病例分析（6）

## 一、高血压脑出血的定义

高血压脑出血（HICH）又称脑溢血，是指原发性、继发性或特殊类型高血压患者发生了原发于脑实质内的出血性疾病（图10-1）。高血压脑出血发病急、病情重，病死率高达40%~50%，病残率占生存者的50%~85%，其致残和死亡原因主要为急性血肿的颅内占位及出血本身对脑及血管损害引起的一系列病理变化。

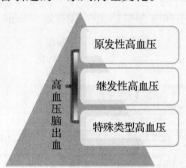

图10-1　高血压脑出血的定义

## 二、高血压脑出血的临床表现

高血压脑出血大多在患者白天活动的情况下发生，在发病前数天或数小时可有头痛、肢体麻木、精神改变、嗜睡等前驱症状。发病前的诱因多有体力或脑力的紧张活动、情绪激动等。发病急骤，常以突然头痛为首发症状，继而呕吐、瘫痪、意识丧失及血压升高。

## 三、高血压脑出血的内科治疗

内科治疗的五大原则：（1）有效控制血压在安全范围。急性高血压脑出血患者的血压常明显升高，有部分患者血压可能会在数天后自动下降。大部分患者血压会持续处于高血压状态，在原有的高血压基础上，应激和颅内压升高是脑出血急性期血压升高的重要原因,特别是高血压可引起血肿继续扩大、血肿周围水肿,增加再出血的风险。(2)将血糖控制在理想范围。高血压脑病的患者,由于应激状态下可能出现血糖异常增高的情况,有研究显示入院时血糖高的高血压脑病患者的预后较差,死亡风险更高。但也有研究发现严格控制血糖会增加低血糖的发生率和减少脑供能,增加患者死亡的风险。相对来说患者发生低血糖的危险性要比高血糖还要大。因此,临床治疗时切忌过度降糖治疗。(3)积极降温治疗。大部分脑出血患者,尤其是基底节和脑叶出血患者,发热的发生率高,特别是合并脑室出血的患者。伴发热的脑出血患者预后差,积极采取局部亚低温治疗可明显减轻患者局部脑水肿,并有利于促进神经功能恢复,明显改善预后。(4)及时抗癫痫治疗。脑出血后继发癫痫常发生在急性期,发生率为5%~15%,应适当给予抗癫痫治疗,有的患者在脑出血后2~3个月再度发生癫痫样发作,应按癫痫常规药物治疗。(5)脑水肿的处理。脑出血患者常有颅内高压,主要原因是脑血肿的占位效应和脑水肿。临床主要依据脑损伤指南中颅内高压的处理原则执行,强调在降低颅内压的同时要保持脑灌注压在50~70 mmHg之间(图10-2)。

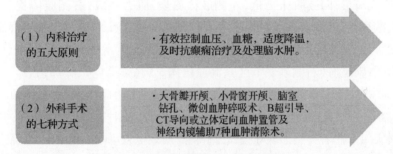

图10-2 高血压脑出血的内外科治疗

### 四、外科手术治疗

外科手术治疗脑出血的手术方式、适应证及手术时间窗,目前没有统一标准,以下是比较一致的观点:(1)患者清醒状态,出血量中至大量的患者通常为皮质下、壳核出血≥30 mL;(2)小脑出血≥10 mL或直径≥3 cm,伴有脑干压迫和脑积水的患者;(3)脑叶出血中至大量,出血后保留一定程度的意识和神经功能,其后逐渐恶化,应积极手术治疗,挽救生命;(4)年轻患者;(5)微侵袭血肿清除术仅有微小损伤,其适应证可适当放宽。

### 五、手术时机

目前多倾向于患者中、小量出血时,手术时机为6~24 h内,患者出血量大时应及时手术,以挽救生命。医生要根据患者的具体情况灵活掌握。

### 六、手术方式

手术方式目前大概有七种(图10-2):(1)大骨瓣开颅血肿清除术;(2)小骨窗开颅

血肿清除术;(3)脑室钻孔外引流术;(4)微创血肿碎吸术或者软通道穿刺引流术;(5)CT导向或立体定向血肿置管引流术(定位准确且创伤小,在有条件的医院不失为方便快捷、安全有效的微创治疗方法);(6)B超引导下血肿清除术(能比较准确地找到穿刺部位并抽吸);(7)神经内镜辅助血肿清除术(在内镜引导下应用与内镜配套的激光技术,为清除血肿后的止血提供方便,能保留微骨窗开颅的优点,损伤小,易于控制深部出血和保护血肿壁,达到对侧壁出血妥善止血的目的)。

### 七、病例分析

患者,男,57岁,主因"意识不清伴呕吐半小时",由"120"送至急诊。既往高血压病史30年,平时间断服用降压药(具体不详)。

查体:昏迷状态(GCS评分4分),发育正常,肥胖,查体不能配合。双侧瞳孔等大、等圆,直径约2.0 mm,光反射存在,左侧鼻唇沟变浅,颈抵抗,血压为200/100 mmHg,双肺野可闻及散在干湿性啰音、喘鸣及痰鸣。心率为120次/分,律齐。腹部膨隆,肝脾触及不满意,脊柱四肢无畸形,四肢肌张力低,左侧肢体瘫痪,肌力0级,右侧肢体检查不能配合。生理反射正常存在,巴宾斯基征左侧阳性,右侧未引出。急诊头颅CT检查显示右侧基底节区高密度影。

入院诊断:脑出血(右侧基底节区)、高血压病3级(很高危)、肺部感染。

紧急抢救措施:进行常规急诊处理流程(止血、降颅压等治疗)的同时,转入重症监护病房,先后行气管插管、呼吸机辅助呼吸、抗炎等综合对症治疗,及时行微创血肿碎吸术,病情没有明显好转,术后4 h患者突然出现呼吸、心跳停止,对症抢救70 min无效,宣布临床死亡。

死亡诊断:呼吸、循环衰竭,右侧基底节区脑出血,脑出血破入脑室,急性脑水肿,高血压病3级(很高危),肺部感染。

点评:高血压脑出血是急症中的急症,随时有生命危险,个人体会为第6~24 h为第一关,第24~72 h为第二关。能存活一周的只是少数,超过两周仍存活的患者有可能度过危险期,但大多留有后遗症,严重影响患者的生活质量(图10-3)。因此,我真挚地希望所有的高血压患者,一定要重视监测自己的血压,并有效地将血压降至合理范围,以避免严重后果。

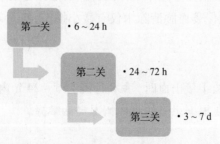

图10-3 高血压脑出血急救时间三大关

(罗英饰 张 麟)

# 11 脑梗死的定义、治疗及病例分析(7)

## 一、脑梗死的定义

脑梗死又称缺血性卒中,是由多种原因(以高血压为首位)所致的局部脑组织区域血液供应障碍,导致脑组织缺血、缺氧性病变坏死,产生临床上相对应的神经功能缺失表现(图11-1)。

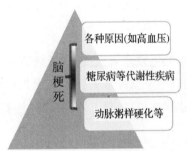

图11-1 脑梗死的定义

## 二、脑梗死的分类及流行病学资料

依据发病机制的不同分为脑血栓形成、脑栓塞、腔隙性脑梗死等主要类型。大约60%的脑梗死为脑血栓形成。

## 三、脑梗死的临床表现

脑梗死好发于50岁以上的中老年人,绝大多数患者有高血压、动脉硬化、高脂血症或糖尿病等。脑梗死的前驱症状并无特殊性,常见有头晕、一过性肢体麻木、无力等短暂性脑缺血发作的表现。但是这些症状往往由于持续时间较短或者轻微,容易被患者及家属忽略,但脑梗死一旦发病,通常都很急,大多在休息或睡眠中发病,其临床症状在发病后数小时或数天达到高峰。神经系统的症状与闭塞血管供血区域的脑组织及邻近受累脑组织的功能有关,这有利于临床医生比较准确地对其病变位置做出定位诊断。

### 四、脑梗死的三大治疗路径

1. 内科治疗的四大原则:(1)争分夺秒在患者发病后的 3～6 h 治疗时间窗内进行溶栓治疗,同时采取积极控制脑水肿及保护脑细胞等对症治疗;(2)根据病人年龄、缺血性脑卒中类型、病情程度和基础疾病等采取最适当的个体化治疗方案;(3)注意并发症如感染、脑心综合征、下丘脑损伤、卒中后焦虑或抑郁症、抗利尿激素分泌异常综合征和多器官衰竭等;(4)整体化对症治疗的同时,可以适当进行早期康复治疗。同时对卒中危险因素如高血压、糖尿病和心脏病等也应及时采取预防性干预,以减少复发并降低病残率。

2. 脑梗死的外科手术治疗:若是大面积脑梗死,有严重脑水肿或脑疝形成征象者,可行开颅减压术;小脑梗死使脑干受压导致病情恶化的病人,通过抽吸梗死小脑组织和后颅窝减压术,可能挽救生命,但大多留有后遗症。

3. 康复治疗:应遵循个体化原则,制订短期和长期治疗计划,分阶段、因地制宜地选择治疗方法。对病人进行针对性体能和技能训练,可降低致残率,增进神经功能恢复,提高其生活质量。

### 五、预后

脑梗死比脑出血的病死率低但致残率极高,二者只是程度不同而已。随年龄增长,病死率明显上升,平均病死率为 25% 左右,常见死因依次为脑疝、多脏器衰竭、继发感染及心肺功能不全。幸存者中病残率亦较高,且 1～2 年内大约有 20% 的患者可能复发。

### 六、病例分析

患者,男,68 岁,因"左侧肢体无力伴言语不清半天,加重 1 h"急诊入院。既往有高血压病史 30 年,间断服用降压药(具体不详),血压控制不详。

入院查体:肥胖体型,血压为 180/90 mmHg,神志清,反应迟钝,言语不清,左侧鼻唇沟变浅,伸舌偏左,咽壁反射减弱,双肺呼吸音粗,双肺底可闻及少量湿性啰音和痰鸣音,心率为 100 次/分,律不齐,期前收缩为 3～4 次/分。腹部膨隆,肝脾触及不满意,左侧肢体肌力 0 级,肌张力明显减弱,右侧肢体肌力、肌张力正常。生理反射正常存在,巴宾斯基征左侧阳性,右侧未引出,双侧 Hoffmann 征阳性,吸吮反射阳性,双侧掌颏反射阳性。急诊 MRI 显示右侧基底节区有新鲜梗死灶,头颅 MRA 显示右侧大脑中动脉 M1 段明显狭窄及闭塞,周围可见少量侧枝血管;右侧后交通动脉可见局部狭窄;右侧椎动脉上段多发狭窄。超声心动图(ECHO)显示左室舒张末内径为 60 mm,左室收缩末内径为 39 mm,左室射血分数为 45%。心电图显示窦性心律,左室高电压,偶发室性早搏,ST-T 改变。血生化检查结果显示血脂明显增高,其他未见明显异常。

**入院诊断**：脑梗死（右侧基底节区）、脑动脉硬化、高血压病3级（很高危）、心功能不全、高脂血症。

**诊断依据**：老年男性，有长期高血压病史而且未规范治疗，患者此次发病较急，有病灶对侧肢体的异常改变，头颅MRI给予定位和定性的依据。

**治疗措施**：按急性期脑卒中护理常规，给予合理的营养等。患者从发病到医院在6 h之内，神志清楚，神经科建议急诊溶栓治疗，但患者及家属不同意。故给予内科常规剂量抗血小板治疗（硫酸氢氯吡格雷75 mg/d）、小剂量低分子肝素钙（那曲肝素）以及改善脑细胞代谢和循环等对症治疗。患者因心功能不全，会诊时建议加服尼莫地平，兼顾脑血管的适度扩张和降压口服，小剂量培哚普利改善心室重塑，前提是血压控制在安全水平（150～160/80～90 mmHg），既不影响脑供血，又能有效阻止心功能进一步恶化。经上述内科住院治疗两周，患者病情渐趋平稳，血压140/90 mmHg，遗憾的是患者出院时仍言语不清，左侧肢体偏瘫，生活不能自理。建议继续康复治疗，这需要患者及家属有将康复进行到底的决心，否则患者将可能终身偏瘫。

**点评**：高血压脑梗死是急症之一，病死率比较高，致残率更高达50%以上。存活患者的复发率高达40%左右。脑梗死复发可严重削弱患者的日常生活能力和社会功能，而且可明显增加病死率。因此，我再次真挚地希望我们所有的医生，为了高血压患者能有尊严、有质量地活着，一定要重视监测患者的血压并有效降压至合理范围。另外，我也真挚地希望患者，为了自己有尊严、有质量地生活，更要主动积极配合医生规范降压。

（刘锡燕　张　麟）

# 12

# 高血压左室肥厚的定义、治疗及病例分析(8)

## 一、高血压左室肥厚的定义

高血压左室肥厚是指高血压引起的心脏病变。持续升高的血压在心肌的病理生理改变过程中,始终发挥着非常重要的作用,也就是说高血压和左室肥厚存在因果关系。

## 二、高血压和左室肥厚的三个概念

1. 高血压发病受许多因素的影响,且呈现明显个体差异。一般来讲,血压水平越高,心脏损害的可能性越大,病变程度也越严重。但在实际临床中,有些患者血压很高但不出现心脏的损害。相反,有的血压仅中度甚至轻度升高,即已有左室肥厚。因此,心脏损害虽然与血压水平密切相关,但并非完全保持一致,目前对具体原因还不明确。

2. 左室肥厚是指左室面积增大和左室重量增加,并不伴有心肌细胞的增加。当患者出现左室肥厚时,发生猝死、心衰、心律失常特别是恶性心律失常的危险性显著增加。

3. 治疗高血压的最终目的主要是防止患者心、脑、肾等靶器官并发症的发生,相关靶器官的功能一旦发生障碍,就会导致患者不同程度的残疾甚至危及生命。在前几期关于高血压脑病、脑卒中的病例分析中进一步证实了高血压患者降压的重要性。同样不规范有效地降压,也会引发心脏功能的异常,导致心衰、严重心律失常、丧失劳动能力甚至死亡。

## 三、左室肥厚发生、发展的两大机制

1. 血流动力学因素:血压高时,由于长期压力负荷和容量负荷增加,在机械牵拉作用下,心肌细胞发生形态学的重构,在心肌细胞被动拉长、心肌细胞容积相应增加的情况下,胶原蛋白基质的成分会发生改变,这是导致心肌肥厚的重要原因。另外,心肌被动拉长可以激活多种离子通道如L-型钙通道、钠通道等,并抑制钾通道,心肌细胞内离子浓度发生变化,可进一步激活相关有丝分裂家族的蛋白激酶,诱导肥厚相关基因的转录,进而引发心肌肥厚。

2. 神经体液因素：主要涉及儿茶酚胺和交感神经系统、肾素-血管紧张素-醛固酮系统（RAAS）及内皮素、心钠素、胰岛素样生长因子等神经体液因子被激活，这些神经内分泌因子的激活和释放，通过与相应受体结合，进一步诱发核内基因表达，导致心肌细胞进一步肥大，并刺激心肌间质细胞增殖，最终因心肌纤维化，促使左室肥厚的发生和发展。

### 四、高血压合并左室肥厚的诊断

高血压合并左室肥厚的诊断包括确诊高血压、确诊左室肥厚并排除导致左室肥厚的其他原因。高血压左室肥厚的诊断方法包括心电图、超声心动图、心脏磁共振成像（CMR）等，临床上应根据实际情况，个体化选择诊断方法。临床常规将心电图作为高血压合并左室肥厚的主要筛查方法，超声心动图作为高血压合并左室肥厚的主要诊断方法，心脏磁共振成像作为左室肥厚的鉴别诊断方法。

### 五、高血压左室肥厚的治疗原则

大量的临床研究表明，高血压左室肥厚经过规范化治疗是可以逆转的，也就是说，高血压左室肥厚患者的预后可以明显改善，心衰、心肌缺血及心律失常等心血管事件可以明显降低至50%~70%。干预的措施主要有以下五点（图12-1）：

（1）最重要的仍是患者自身必须改变不良的生活方式，如减肥、戒烟、低盐饮食、限酒，进行规律的体育锻炼等。

（2）进行规范有效的降压治疗，降压是第一位，降压是硬道理，积极有效降压可使心衰的发生率减少50%~60%。

（3）力求降压达标，这是逆转左室肥厚的唯一也是最重要的途径。

（4）无论是医生还是患者，降压的同时，一定要重视对心血管危险因素的积极控制，如高血糖、高血脂、肾功能不全、心肌缺血等。

（5）对高血压左室肥厚的治疗目的不仅仅是降压和逆转左室肥厚，最终目标是降低心血管事件的发生率、致残率及病死率。

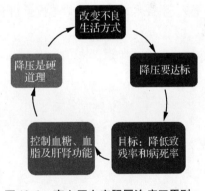

图12-1 高血压左室肥厚治疗五原则

### 六、病例分析

这是我随访了15年至今仍在随访的一位老先生。第一次接诊患者年龄65岁（2003年），当时已发现高血压10年，就诊前一周头晕、头痛明显，周身乏力，自测血压为170/100 mmHg，自诉能规律服用降压药物，但没能定期随访和监测血压，也没能下决心戒烟和戒酒。既往有冬天咳嗽、咳痰病史 10 余年,每年持续至少三个月以上。无明确糖尿病及肾病史。

查体:一般情况尚可,血压为 170/110 mmHg,言语清,双肺呼吸音粗,双肺野可闻及痰鸣音及少许喘鸣。心率为 90 次/分,律不齐,期前收缩为 5~6 次/分。腹部及四肢未见明显异常。

主要辅助检查:心电图显示窦性心律,房早,左室肥厚伴 ST-T 的继发改变;冠脉 CT 显示无明显狭窄;胸片显示慢性支气管炎,肺气肿;超声心动图显示左室肥厚,左室舒张末内径为 56 mm,左室收缩末内径为 35 mm,射血分数为 57%;血生化指标中血脂、血糖为正常上限,肝肾功能指标正常。

临床诊断:高血压病、左室肥厚、慢性阻塞性肺疾病。

重点治疗:(1) 坚决要求患者戒烟、戒酒;(2) 要求患者服用氯沙坦钾氢氯噻嗪 1 片/日、地尔硫卓 90 mg/d、螺内酯 10 mg/d,上述药可根据气候变化做相应加减;(3) 每月坚持随访,患者病情始终稳定。

随访 15 年间,患者每年做一次超声检查,显示左室肥厚没有发展,患者也没有因高血压或肺疾病住院。

**点评:** 我随访患者 15 年,从来没有因个人因素失访过一次。患者戒烟、戒酒、性格开朗,血压、心率基本稳定,每半年做生化检查肝肾功能,每年做一次超声检查比较心脏重构和功能改变等。

作为医生,我的信条是:在保证有效治疗的前提下,尽量少用药,让患者感觉自己不是病人,学会和疾病尤其是与慢性病和平共处是很重要的理念。

(陈 龙 张 麟)

# 13 高血压心力衰竭的定义、发病机制、治疗及病例分析(9)

## 一、高血压心力衰竭的定义

高血压心力衰竭(简称心衰)是指由于高血压引起的心脏结构和功能发生异常,最终导致的心衰。因此,不能有效地控制高血压的患者发生心衰的风险是能有效地控制高血压患者的2~3倍。高血压心衰是由于心室充盈和(或)心脏射血能力受损,心室收缩功能下降,心排血量不能满足机体代谢的需要,导致人体组织和器官血液灌注不足,同时出现肺循环和(或)体循环瘀血的一组临床综合征(图13-1)。

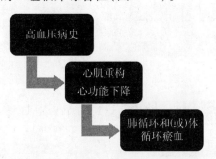

**图13-1　高血压心衰定义三要素**

## 二、高血压发生心衰的三大机制

高血压导致心衰的机制比较复杂,但关键的病理变化是心肌重构。主要包括三大机制:

(1) 长期慢性压力负荷,开启心肌重构的过程,首先使心肌张力持续升高,引起心肌细胞肥大和心肌肥厚,最终导致心肌间质细胞增生,发生心脏舒张功能障碍。

(2) 心肌重构直接导致心肌功能障碍,激发并伴随儿茶酚胺和交感神经系统、肾素-血管紧张素-醛固酮系统的过度激活,出现血管的异常收缩、水钠进一步的潴留、心肌细胞进一步的肥大和间质增生,从而引发心肌重构,上述诸多因素周而复始形成恶性循环,心肌重构的过程:左心室肥厚→逐渐发展为左心室扩大→心室壁变薄→左心室腔扩大→左心功能下降。

(3) 左心功能下降→进而导致左心房扩大→肺瘀血→引发右室重构→右室扩张→右室功能下降→右房重构→右房功能下降→出现静脉系统瘀血→组织器官功能下降→最终导致全心扩大→全心功能下降。

当患者出现心衰时,发生猝死及心律失常的危险性显著增加。

### 三、高血压心力衰竭的主要临床表现及常规诊断依据

1. 有明确高血压病史。
2. 主诉有不同程度的心慌、气短,夜间有阵发性呼吸困难甚至不能平卧睡眠等症状。
3. 查体有心脏扩大、心律失常、肺底啰音、静脉系统瘀血征象等相应明确的左室扩大或者全心扩大等指征;
4. 辅助诊断方法:最重要的是超声心动图,可明确提示心脏大小和射血分数;胸片可提示心脏大小及肺瘀血或肺水肿的严重程度;心电图可提示是否有心律失常及心脏缺血等。上述三种辅助诊断技术,目前在基层医院一般都可满足需要(图13-2)。

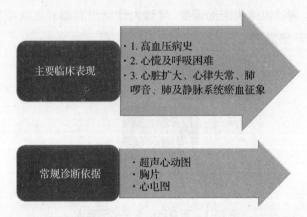

图13-2 高血压心衰主要临床表现及常规诊断依据

### 四、高血压心力衰竭的临床分型及特点

1. 按发作的时间分型:主要分急性心衰和慢性心衰两种。下面主要介绍急性心衰。
2. 特点:多由于高血压危象、恶性心律失常或慢性心衰急性发作,未能及时纠正而诱发急性心衰,也是急症中的急症,如果处理不及时,患者随时有生命危险。

### 五、高血压急性心力衰竭的六大治疗原则

1. 一般紧急对症措施:吸氧,视情况可予吗啡 3~5 mg 静脉注射或者 5~10 mg 皮下注射,老年患者、低血压、呼吸抑制者禁用或慎用;呋塞米 40~80 mg 静脉注射,半小时后

可重复加倍使用,因为其扩张肺血管的作用要早于利尿作用。

2. 硝普钠:予 30 mg 硝普钠加 5% 葡萄糖液 50 mL,用微量泵泵入,起始量为 0.3 μg/(kg·min),5~10 min 测血压,以 0.3 μg/(kg·min)的量逐渐递增,直到肺水肿缓解或血压降至理想水平,最大剂量一般不超过 10 μg/(kg·min)。

3. 脑利钠肽:其作用类似于硝普钠,但扩张入球小动脉,收缩出球小动脉,流体静力学压力增加,也具有降低前后负荷、排钠利尿、抑制 RAAS 和交感神经系统等作用。以 2 μg/kg 的剂量冲击,以 0.01 μg/(kg·min)维持,5~10 min 测血压,通常 15~30 min 症状减轻。

4. 硝酸甘油:予 10~50 μg/min 剂量的硝酸甘油静脉滴注,特别适合高血压同时合并有冠心病的患者。

5. 毛花苷 C:予 0.2~0.4 mg 毛花苷 C 加 5% 葡萄糖液 20 mL,缓慢静脉注射,高度注意急性心肌梗死 6 h 之内禁用或慎用。

6. 其他:(1) 机械辅助治疗:主动脉内球囊反搏(IABP)和临时心肺辅助装置;(2) 机械通气治疗:无创通气和气管插管机械通气治疗等紧急措施(图 13-3)。

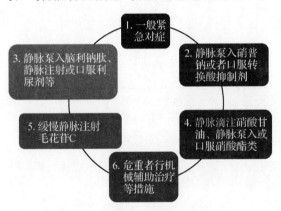

图 13-3　高血压心衰治疗六原则

## 六、病例分析

门诊患者,男,47 岁,为在北京打工的四川籍厨师。因"心慌、气短一周,加重伴夜间阵发性呼吸困难两天"就诊。高血压病史 5 年,未进行规范降压治疗。无明确糖尿病及肾病史。

查体:急性病容,呼吸急促,血压为 180/120 mmHg,双肺野可闻及大量湿性啰音及喘鸣。心率为 120 次/分,奔马律,心律齐。腹部及四肢未见明显异常。

门诊辅助检查:心电图显示窦性心律,ST-T 非特异性改变;胸片显示心影增大,双肺野出现大片实变和毛玻璃影,尤以右侧为重;超声心动图提示全心扩大,左室舒张末内径为 66.5 mm,左室收缩末内径为 51.1 mm,左室射血分数为 35.6%;血生化指标中低密度脂蛋白(LDL)为 4.67 mmol/L,血糖为正常上限。

**临床诊断**:急性高血压心力衰竭、心脏扩大、心功能Ⅲ级、高脂血症。

**重点治疗**:(1) 坚决要求患者住院治疗,但因经济原因,患者断然拒绝;要求患者绝对卧床休息并详细记录 24 h 出入量,一定做到每天尿量大于入量 500~1 000 mL;(2) 要求患者戒烟、戒酒;(3) 口服卡托普利片 25 mg(q8 h),呋塞米及螺内酯各 20 mg(q12 h),硝酸异山梨酯 10 mg(q6 h),地高辛 0.125 mg/d;(4) 有情况随时电话知会,必要时即时随访。经上述药治疗一天后,患者症状有所缓解,连续治疗三天后症状明显缓解。门诊查体:血压为 130/86 mmHg,心率为 80 次/分,律齐,每天尿量大于入量 1 000~1 500 mL。一周后,利尿剂减半,加服酒石酸美托洛尔 12.5 mg/d,随访半个月,症状基本消失。坚持每月一次门诊,一年后超声复查左室射血分数为 55%。

**点评**:这个患者最大的特点是和医生配合非常密切,给予我极大的信任,同时对药物治疗的敏感性也非常好,三天内保持尿量大于入量 1 000 mL/d 以上,三天后保持出量大于入量 300~500 mL/d,病情渐趋稳定。对高血压急性心衰患者治疗的重点就是患者尿量要大于入量,理想血压维持在 110~130/70~80 mmHg 之间,心率在 60~70 次/分之间最佳。

(宋 飞 张 麟)

# 14 高血压慢性心衰的定义、药物治疗及病例分析(10)

## 一、高血压慢性心衰的定义

高血压慢性心衰主要是指由于高血压造成的持续存在的心衰状态,根据患者是否能有效降压等治疗原则,患者可以呈稳定状态、渐进性、隐匿性的持续恶化或急性失代偿。

## 二、高血压慢性心衰的主要临床表现及辅助诊断依据

1. 有明确高血压病史,并且能排除其他可引发心衰的疾病,如冠心病、风心病等。
2. 渐进性的运动耐力下降引起的症状。
3. 患者可出现腹部或腿部水肿,并以此为首要或唯一症状而就医。
4. 患者可能在检查其他疾病(如心律失常、肺部疾患等)时,发现心脏扩大或心功能不全表现。
5. 辅助诊断方法:最重要的是超声心动图,可明确提示心脏大小和射血分数,能够诊断舒张功能不全或(和)收缩功能不全;胸片可显示心脏大小及肺瘀血和(或)肺水肿的严重程度及原有肺部疾病信息;心电图可显示是否有心律失常及既往心肌梗死、左室肥厚、广泛心肌损害;B 型利钠肽(BNP)及 N 末端 B 型利钠肽原(NT-proBNP)是心衰患者的标志物,经治疗,患者症状改善后,这两个指标值可以下降,这对判断心功能的变化可提供参考依据。上述四种辅助诊断技术,在基层及社区医院均可满足需要。

## 三、慢性心衰心功能的三种分级

1. 主观临床症状分级法(NYHA 分级)。(1)Ⅰ级:日常活动无心衰症状。(2)Ⅱ级:日常活动出现心衰症状(乏力、呼吸困难)。(3)Ⅲ级:低于日常活动出现心衰症状;(4)Ⅳ级:休息时也有心衰症状。
2. 客观依据分级法。(1)A 级:无心血管疾病的客观证据——心衰高危期。(2)B 级:有轻度心血管疾病的客观证据——有心脏病无心衰。(3)C 级:有中度心血管

疾病的客观证据——有心脏病及心衰。(4) D级:有重度心血管疾病的客观证据——难治性心衰。

3. 6 min步行试验分级:6 min步行距离少于150 m为重度心衰;6 min步行距离在150~425 m之间为中度心衰;6 min步行距离在426~550 m之间为轻度心衰(图14-1)。

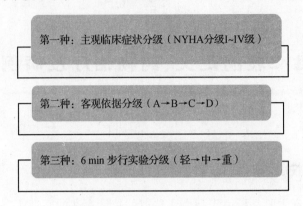

**图14-1 慢性心衰心功能的三种分级**

### 四、慢性心衰发展的三个阶段

1. 无症状性心衰:左室功能已有障碍,无临床症状,射血分数小于50%,心功能Ⅰ级。
2. 充血性心衰:存在肺瘀血、体循环瘀血及临床症状,心功能Ⅱ~Ⅳ级。
3. 难治性心衰:充血性心衰治疗无效,临床症状和血流动力学指标持续恶化,年病死率接近100%。

### 五、高血压慢性心衰的四大预防原则

1. 最重要、最经济的还是有效控制血压在理想范围。
2. 医生需要加强监测并稳定患者心衰的症状,避免使其发展为失代偿阶段。
3. 提高患者对疾病的认识程度,增强患者的治疗信心;患者要很好地配合医生有效地降压和控制心衰,最大限度地避免心衰的发展,有望缓解心室功能异常,减轻心脏负荷,甚至可以逆转心功能和心肌重构。
4. 控制心衰诱因:有效地控制感染,避免劳累、情绪波动、饮食不当,要低盐饮食,防治心律失常,避免妊娠,维持出入量平衡等。

### 六、高血压慢性心衰的药物治疗

1. 利尿剂的应用。注意同时合用排钾和保钾利尿剂,用药期间要注意水电解质平衡、药物相互副作用,医生要根据患者肾功能选择用药,根据患者年龄适当加减相关药物的剂量。

2. 肾素-血管紧张素-醛固酮系统抑制剂。(1) 血管紧张素转换酶抑制剂(ACEI)类：抑制肾素-血管紧张素系统(RAS)、扩张小动脉和小静脉，如卡托普利、贝那普利、培哚普利等。(2) 血管紧张素受体阻滞剂：其阻断 RAS 的效应与 ACEI 相同，甚至更完全，但缺乏抑制缓激肽降解的作用，如坎地沙坦、氯沙坦钾、缬沙坦等。(3) 醛固酮受体拮抗剂：阻断醛固酮效应，对抑制心血管重构、改善远期预后有很好的作用，如螺内酯、依普利酮等。注意：螺内酯具有保钾利尿和醛固酮系统抑制的双重药理机制。

3. β受体拮抗剂。主要降低交感神经兴奋性及使相应受体密度下调，如酒石酸美托洛尔、比索洛尔、卡维地洛等。

4. 洋地黄类制剂。如地高辛，作用机制为：抑制心肌细胞膜钠-钾-ATP 酶活性→细胞内钠离子水平升高→促进钠、钙交换→细胞内钙离子水平升高→产生正性肌力作用→改善心功能，另外能有效地降低交感和 RAAS 的活性。

## 七、病例分析

门诊患者，女，80岁，因"稍事活动后心慌、气短一月，加重伴下肢水肿一周"就诊。高血压病史15年，规范降压治疗，但血压未能定期监测。

查体：一般情况尚可，血压为 160/100 mmHg，双肺野可闻及散在细小湿性啰音。心率为 96 次/分，可闻及第三、第四心音，心律齐。双下肢轻度水肿。

门诊辅助检查：心电图显示窦性心律、ST-T 非特异性改变；胸片显示心影轻度增大，两肺门影增大模糊，肺野上部血管影增粗、下部变细，肺纹理模糊；超声心动图显示左心扩大，射血分数为 45.6%；血生化指标中肌酐水平为正常上限；6 min 步行实验结果为 320 m。

临床诊断：高血压病、心脏扩大、心功能Ⅱ级。

重点治疗：(1) 要求患者适当休息并详细记录 24 h 出入量，一定要做到每天尿量大于入量 200～300 mL；(2) 口服培哚普利 4 mg(qd)，呋塞米及螺内酯各 20 mg(qd)，硝酸异山梨酯 60 mg(qd)，地高辛 0.125 mg(qd)；(3) 一周后复查，症状有明显缓解。门诊查体：血压为 140/80 mmHg，心率为 78 次/分，心律齐，每天尿量大于入量 300～500 mL，将利尿剂减半，加服酒石酸美托洛尔 12.5 mg(qd)，地高辛改为 0.125 mg(qod)。每月随访，连续5年，患者随着季节变化适当增减相关药物，目前患者血压平稳，生活能自理。

点评：其实临床工作中，由于患者的密切配合，看似很严重的心衰，只要注意出入量及药物的适当增减，保证每天尿量大于入量 200～500 mL，就能收到事半功倍的效果。这位患者在5年随访期间能自行增减药物以及观察出入量，这是有效控制心衰的重要前提。

（施 维 张 麟）

# 15

# 高血压合并心房颤动的病理机制、分类、治疗及病例分析（11）

## 一、高血压合并心房颤动的临床意义

高血压是心房颤动（房颤）最重要的病因和危险因素。有研究数据显示，血压增高可使房颤的发生率增加1~2倍。在临床上，高血压合并房颤对患者的最大危害是脑卒中，高血压合并房颤的患者脑卒中发病风险要比没有房颤的高血压患者高2~3倍，心衰的发生比例也明显更高。也有研究发现，在高血压患者中，收缩压每下降12 mmHg，房颤的发生风险就可以降低约24%。因此，高血压与房颤的发生、发展及预后高度相关。

## 二、房颤的流行病学

房颤是目前最常见的心律失常，其发病率随着年龄的增长呈逐渐增加趋势。最新的数据显示，年龄在60岁以下的人群中房颤的发病率约为1%，在75~84岁的人群中房颤的发病率增加至12%，80岁以上的老人中约1/3患有房颤，房颤患者中有50%合并有高血压。

## 三、高血压发生房颤的可能机制

高血压引发房颤的具体机制仍不十分明确，根据高血压引发心肌结构和功能改变的病理生理机制，其可能与以下几个方面有关：（1）RAAS的过度激活是导致高血压患者血压持续增高的重要原因；（2）交感神经的过度激活或者交感-迷走神经功能失调也是导致血压持续升高的主要原因；（3）血压持续升高造成左心室及左心房的压力负荷增加，引起心肌细胞的肥大和心肌间质纤维化，左心房结构改变和左心房肌纤维化，是高血压导致房颤的重要环节。

## 四、高血压合并房颤的临床分类

高血压合并房颤目前倾向于以下两种分类法。(1) 按持续时间,分为阵发性房颤、持续性房颤、长期持续性房颤和永久性房颤。阵发性房颤指能在7天内自行转复为窦性心律或干预终止者,一般持续时间小于48 h;持续性房颤指持续7天以上,需要药物或电复律才能转复为窦性心律者;长期持续性房颤指持续发作1年以上,病人有转复愿望;永久性房颤指持续时间1年以上,不能转复为窦性心律或转复后又复发者。(2) 按有无基础心脏疾病,分为病理性房颤和特发性房颤。特发性(孤立性)房颤患者年龄多数小于50岁。

## 五、高血压合并房颤的治疗

高血压合并房颤的药物治疗:(1) 首先应该强调有效降压是硬道理,将血压控制在理想水平,可明显减少房颤的发作;(2) 首选利尿剂,以减轻心脏压力和容量负荷;(3) 针对发病机制,ACEI及血管紧张素受体拮抗剂(ARB)是房颤上游治疗的主要用药;(4) 如果患者心室率在正常范围,可以加服β受体阻滞剂拮抗交感神经系统的过度激活;(5) 对高血压合并房颤患者,如需给予抗凝治疗,最重要的前提是,一定要将患者血压控制在安全及理想范围内,因为血压过高可能造成抗凝过程中脑出血的发生风险,抗凝不足则容易导致缺血性脑卒中(图15-1)。总之,针对高血压合并房颤的抗凝治疗,需要患者的高度重视和配合,更需要医生的精细调整和指导。

高血压合并房颤的非药物治疗以及抗凝治疗等将在下期进行详细的介绍。

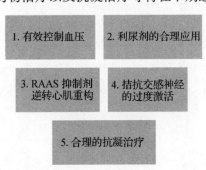

**图15-1 高血压合并房颤的药物治疗**

## 六、病例分析

门诊患者,女,73岁,因"间断发作性心悸5年,加重伴气短一周"就诊。既往高血压病史30余年,血压最高达180/100 mmHg,间断服用降压药(苯磺酸氨氯地平),也未定期复查血压。近一周因情绪波动,间断心悸发作频繁,3~4次/日,每次持续数分钟至数小时,发作时多有气短,不伴明显胸痛及放射痛。社区医院门诊做心电图示快速房颤,心率为 156 次/分,以快速房颤转入三级医院专科门诊。患者发病以来无明显发热及心绞痛症状。饮食、睡眠尚可,大小便正常。既往无明确糖尿病、冠心病或心衰病史,但去年出现 2 次短暂性脑缺血症状。

查体:一般情况尚可,血压为 160/100 mmHg,双肺野呼吸音粗,未闻及干湿性啰音。心率为 96 次/分,心律齐,A2 > P2,可闻及第三心音。腹部平软,无明显阳性体征,双下肢不肿。

辅助检查:心电图示窦性心律,偶发房早,ST-T 非特异性改变;24 h 动态心电图示窦性心律,阵发性房颤,房扑(呈 2∶1 下传);胸片示心影轻度增大,双肺野纹理增粗,未见实变及肿块影;超声心动图提示左室肥厚,射血分数为 55%;血生化检查结果大致正常。

临床诊断:高血压病、左室肥厚、阵发性房颤、房扑(呈 2∶1 下传)。

主要治疗:(1) 患者间断阵发性房颤发作 5 年,建议患者住院拟行射频消融术,但患者拒绝。(2) 将患者血压维持在理想水平。口服培哚普利 4 mg/d,呋塞米及螺内酯各 10 mg/d,酒石酸美托洛尔 12.5 mg(q12 h)。(3) 一周后复查,患者症状有明显缓解,阵发性心悸发作一次,持续数分钟自行缓解。查体:血压为 130/76 mmHg,心率为 74 次/分,律齐。改为早服 25 mg 酒石酸美托洛尔,晚服 12.5 mg 酒石酸美托洛尔,其他药物同前。(4) 此后每月随访,连续半年,病情相对稳定,血压维持在 100~120/60~70 mmHg,心率范围为 60~70 次/分。(5) 因患者冬季在海南期间,没有及时根据血压的降低而将降压药减量或调整用药,患者在发生低血压状态后,自行停用所有降压药后的第 3 天,阵发性心悸症状复发,于当地医院进行急诊对症治疗,待症状平稳后速返京,入住朝阳医院心内科,听从医生建议,成功进行射频消融手术并维持上述降压药,血压一直维持在理想水平,随访至今 3 年,病情平稳。

点评:临床工作中,经常会遇到患者拒绝做射频消融术,主要原因是医生在建议时,没有也不可能承诺手术有 100% 成功率。这里我特别希望患者能理解并相信医生,当您选择了信任医生并配合治疗时,我相信医生一定会为您尽力、尽责、尽职。尊重医学、尊重科学也是对自己生命的尊重。

(施 诚 张 麟)

# 16 高血压合并心房颤动的抗凝治疗及病例分析(12)

## 一、高血压合并房颤的临床意义

在临床上接诊高血压合并房颤患者时,脑海里总是浮现患者随时就有可能发生致命性或致残性的脑卒中。2012年由我国发表的前瞻性、多中心、中国卒中注册研究亚组分析结果证实:高血压合并房颤确实是脑卒中、冠心病和心衰等心脑血管疾病最重要的危险因素,房颤使脑卒中的发病风险增加了4~5倍。多项研究显示,高血压合并房颤对患者的危害具有多重叠加效应,脑卒中的发病风险又额外增加了2~3倍,收缩压从140 mmHg逐渐升高至160 mmHg,其脑卒中及血管栓塞事件的年发生率从1.5%增加至3.5%左右。总之,高血压合并房颤会增加患者的心血管病病死率、猝死率、全因死亡率及脑卒中和心衰等事件的发生率。

## 二、抗凝药的分类及简单药理机制

1. 香豆素类:临床最常用的有华法林等,通过拮抗维生素K使肝脏合成凝血酶原及凝血因子Ⅶ、Ⅸ和Ⅹ减少而抗凝,因为用药开始体内仍有足量凝血因子,故只有当这些因子耗尽后才能发挥抗凝作用,所以其作用开始较慢,但作用持续时间较长,适用于长时间需要抗凝的患者,如高血压合并房颤、深静脉血栓形成和肺栓塞患者等。优点:抗凝效果明确有效、价格低廉、服用方便,有需要临床处理的出血并发症时,有维生素K可以拮抗等。缺点:药物浓度受同期服用的食物和药物的影响比较大,需要定期监测国际标准化比值(INR)。

2. 新型口服抗凝药:直接凝血酶抑制剂达比加群酯,以及Xa因子抑制剂阿哌沙班、利伐沙班、依度沙班等。优点:不需要监测INR且个体剂量差异小,只需要服用固定剂量,抗凝作用不依赖于抗凝血酶,口服起效快,相对于华法林半衰期较短,具有良好的剂效关系,与食物和药物之间很少相互作用。缺点:当出现临床需要处理的出血并发症时,相对于华法林,大部分药并没有特异性的拮抗剂,且价格昂贵;在新型口服抗凝药的临床试验中,绝大多数参与的是欧美人群,我国参加人数比较少,在某种程度上不足以代表中国人群。因此,还需要我国的临床大夫对每个就诊患者加强安全性监测,并积累相应的临床应用经验(图16-1)。

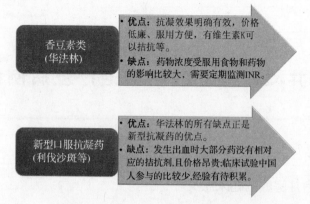

图16-1 抗凝药的分类及简单优缺点

### 三、华法林应用技巧及调整剂量公式的临床体会(仅供参考)

无论面对什么样的患者,采取什么样的治疗方法,患者的安全性是第一位的。因此,我根据多年的用药体会,以及在参加长达6年的达比加群酯的临床试验和国外同行的简短交流中,确实体会到我国与国外人群有差异。关于华法林,我有几个经验性临床指标和调整剂量公式:(1)华法林的目标INR值为2.0~2.5之间。(2)65岁以上老年患者INR值介于1.8~2.2之间。(3)华法林的初始剂量为1.25~1.5 mg(分别为半片),连续一周后测INR,根据公式确定调整剂量公式:拟调整剂量/周=(目标INR−调整前INR)×10,正数加量,负数减量,均为每周加减量(图16-2)。例如,每片2.5 mg的华法林初始剂量每周为1.25 mg×7=8.75 mg,INR=1.3,目标INR=1.8,根据公式,计算得(1.8−1.3)×10 mg=5 mg为每周需要增加的剂量,每周服用8.75 mg+5 mg=13.75 mg。建议患者周一、三、五、日服用2.5 mg/d,周二、四、六服用1.25 mg/d。这样非常简单实用而且安全,所有随访患者平均随访10年左右,没有发生严重的出血和栓塞事件。但前提是患者的药物和饮食结构必须相对稳定(依照日常生活习惯),如因其他疾病(如感染等)需要抗生素等药物治疗时,在加服其他药的前后三天测定INR,根据上述公式重新调整华法林剂量。抗凝期间INR≥2.5,根据情况停药1~3天后测INR,其值在1.8~2.0之间,重复应用上述调整公式,来确定服用华法林的剂量。

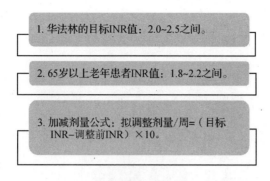

图 16-2　华法林调整剂量公式(仅供参考)

## 四、病例分析

随访 10 年患者,女,61 岁(现 71 岁),中学教师。初次就诊,主因发作性心悸 1 周,加重伴气短 1 天。既往高血压病史 25 年,血压最高达 170/100 mmHg,规律服用福辛普利 10 mg(qd),苯磺酸氨氯地平 2.5 mg(qd),定期到社区医院复查,血压范围大多为 140~160/90~100 mmHg。近一周无明显诱因,自觉心悸呈持续性,不伴胸痛及放射痛。患者在社区医院门诊,做心电图示房颤,心室率为 120 次/分,后以高血压、房颤转入三级医院专科门诊。患者既往无明确糖尿病、冠心病或心衰病史。

查体:一般情况尚可,血压为 160/100 mmHg,双肺野呼吸音粗,未闻及干湿性啰音。心率为 132 次/分,心律绝对不齐,双下肢不肿,但脚踝部水肿明显(考虑与服用苯磺酸氨氯地平有关)。

辅助检查:24 h 动态心电图示房颤律,未见长间歇;超声心动图提示左室肥厚,射血分数为 52%;血生化指标中血脂明显增高,其余大致正常。

临床诊断:高血压病、左室肥厚、心律失常持续房颤、高脂血症。

主要治疗:(1) 将血压维持在理想水平。服用福辛普利 10 mg/d,呋塞米及螺内酯各 10 mg/d,酒石酸美托洛尔 12.5 mg(q12 h),华法林 1.25 mg/d,测 INR 为 1.1。(2) 一周后复查,症状有所缓解,查体:血压为 120/80 mmHg,心率为 106 次/分,心律绝对不齐,复查 INR 值为 1.4。(3) 目标 INR 值为 2.0,按照上述公式,患者每周应服用 1.25 mg×7+6 mg=14.75 mg,建议周一至周五每天服用 2.5 mg,周六服用 1.25 mg,周日服用 1 mg。(4) 一周后 INR 值为 1.9,维持原剂量。

点评:高血压合并房颤的抗凝治疗四原则:(1) 若无明确禁忌证,抗凝治疗是高血压合并房颤患者的基础性治疗原则;(2) 将血压降至理想水平以减轻左房负荷,以便应激或气候变化时,波动范围大体仍在安全范围;(3) 临床医生要认真了解患者既往有无脑卒中、血栓性疾病等症状和病史,仔细评估患者血栓和出血风险及预后;(4) 患者要提高认知度,在口服抗凝药物期间要能自觉定期监测相关抗凝指标(图 16-3)。

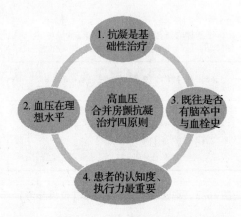

**图16-3 高血压合并房颤的抗凝治疗四原则**

(刘锡燕 张 麟)

# 17 高血压合并急性房颤的临床分型、治疗及病例分析(13)

## 一、高血压合并房颤的临床分型

高血压合并房颤根据发作时间分为急性房颤和慢性房颤两种。(1)急性房颤:① 新发房颤伴快速心室率;② 阵发性房颤的发作期;③ 持续永久性房颤的加重期。(2)慢性房颤:特指长期持续性房颤的稳定期(下期交流)(图17-1)。

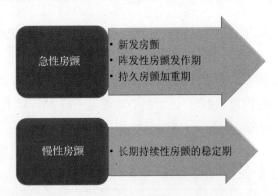

**图17-1 高血压合并房颤的临床分型**

## 二、急性房颤的四大临床特征

1. 急性房颤多见于高血压、冠心病患者,临床也可见到少数患者并没有明确高血压或心脏病史。
2. 随着年龄的增大,急性房颤的发病率有明显升高趋势。
3. 常突然发作,表现为心悸、胸闷、脉搏不规则,严重者可伴有胸痛、头晕甚至晕厥等,主要取决于发作时心室率的快慢程度。
4. 房颤三联征:心律绝对不齐、心音强弱不一、心率大于脉率。

## 三、急性房颤的心电图特征

1. P波及等电位线消失,代之以不规则的微小波动(或称f波),心房率为350~600次/分。

2. 心室率多为100~180次/分,少数患者的心室率可达180~250次/分(多见于合并预激综合征)。

3. P波消失,RR间期绝对不等,QRS波大多呈室上型,ST-T呈非特异性改变(图17-2)。

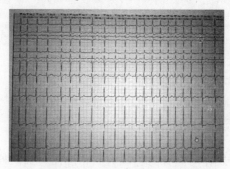

图17-2 房颤的典型心电图

## 四、高血压合并急性房颤的治疗三路径

1. 对于高血压病人,有效降压仍是硬道理,将血压维持在理想水平是预防急性发作的首要前提。

2. 对于血流动力学障碍患者,如果没有禁忌证,应首选电复律,尽可能早地恢复窦性心律,因发生房颤特别是快速房颤时,患者的心功能会下降35%以上。

3. 无血流动力学障碍者可选择药物复律(图17-3)。

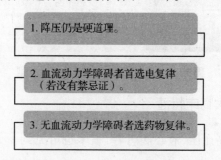

图17-3 高血压合并急性房颤的治疗三路径

## 五、高血压合并房颤首选电复律的三大指征

1. 平均心室率≥220次/分。
2. 心室率逐渐增加,有室颤发生的危险。
3. 特别是房颤发作时伴随有血流动力的明显障碍,如晕厥、黑蒙或低血压状态等危及生命指征。

### 六、电复律的非指征及禁忌证

1. 非指征：房颤的诱因未除，如急性感染性疾病，可疑病态窦房结综合征无心脏起搏器保护者；心房明显增大及房颤持续1年以上者；已经多次实施同步直流电心脏复律，其间维持窦性心律时间短暂，虽经服用抗心律失常药物但仍无效果者。

2. 禁忌证：洋地黄类药物中毒和低血钾，因直流电心脏复律可诱发难以控制的严重室性心律失常。

### 七、急诊复律的两种方法

1. 电复律：(1) 重要的是要与患者和家属沟通，并请配合与理解可能发生的并发症以及吸氧、建立静脉通道、心电监护等操作；(2) 对除颤电极板涂耦合剂并将除颤器调整至同步(SYNC)；静注地西泮10 mg，同时嘱患者数"1、2、3……"直至入睡（紧急情况除外）；(3) 单相除颤器100～150 J电击，双相除颤器100 J电击。

2. 药物复律：因不可抗拒原因，未能首选电复律者退其次选择静脉用药。我个人的体会是依次选择下列一种药物（特别注意：下列药物不宜两种联合应用）。(1) 缓慢静脉注射胺碘酮75～150 mg，碘过敏者及甲状腺功能异常者禁用；(2) 缓慢静脉注射0.4 mg经稀释后的毛花苷C，预激综合征患者禁用；(3) 缓慢静脉注射5 mg经稀释后的酒石酸美托洛尔注射液，低血压、心衰、支气管哮喘患者禁用；(4) 缓慢静脉注射70 mg普罗帕酮，病窦综合征、传导阻滞、心衰患者禁用；(5) 缓慢静脉注射5 mg经稀释后的维拉帕米注射液，预激综合征、病窦综合征、传导阻滞患者禁用。

### 八、病例分析

急诊会诊患者，男，47岁，间断性心悸1周，加重伴气短2 h。既往高血压病史6年，血压最高达180/110 mmHg，间断服用复方利血平氨苯蝶啶片1片/日，苯磺酸氨氯地平5 mg/d，平时血压水平不详。近一周因情绪波动，自觉间断心悸，不伴胸痛及放射痛。曾在当地社区医院门诊做心电图，结果显示窦性心律，频发房性期前收缩，加服普罗帕酮100 mg(q8 h)，连续服用3天，自觉症状有所缓解。就诊前2 h，因情绪激动，突发心悸症状加重，伴头晕及气短，急诊于朝阳医院，急诊心电图显示快速房颤，心室率为150次/分，既往无明确糖尿病、冠心病及心衰病史。

查体：急性病容，血压为110/70 mmHg，双肺野呼吸音粗，未闻及干湿性啰音。心室率为180次/分（心室率较前明显增快），心律绝对不齐，心音强弱不等，双下肢不肿。

辅助检查：急诊经食道心脏超声检查未发现心腔内血栓征象，左室肥厚，射血分数为45%；血生化指标中血脂明显增高，电解质均在正常范围内。

临床诊断:房颤伴快速心室率、高血压病、低血压状态、高脂血症。

主要治疗:即刻选择电复律。(1)因患者平时血压水平不详,就诊时血压虽在正常范围内,但较最高血压水平明显偏低,伴头晕及气短等症状;(2)经食道超声未见明显血栓征象;(3)明确知会患者及家属电复律的利弊,虽即刻成功率高,但转复后窦性心律维持时间不能确定,同时有引发并发症的可能等;(4)签署知情同意书后,即刻行电复律治疗,按上述路径实施电转复,两个电极涂耦合剂,选择同步并充电到150 J能量后放电,一次复律成功;(5)复律后患者血压为130/86 mmHg,心率为68次/分,律齐,呼吸平稳,伸舌居中,四肢活动正常;(6)常规短期应用小剂量胺碘酮维持窦性心律,应用华法林抗凝(至少3个月),随访半年,病情相对稳定。

点评:1.高血压合并急性房颤首选电复律(无禁忌证且经食道心脏超声未发现血栓);2.将血压降至理想水平以减轻左房重构,最大限度地降低房颤的复发;3.最后关键的问题依然是患者的认知度,在复律成功后的3~4个月,口服抗凝药物期间,一定要定期门诊,监测血压及相关抗凝指标。

(罗英饰 张 麟)

# 18 高血压合并持续性房颤的定义、治疗及病例分析(14)

## 一、高血压合并持续性、长期持续性房颤的定义

目前房颤分类的定义仍然没有统一。上期我们交流过按发作时间长短分为阵发性房颤、持续性房颤、长期持续性房颤及永久性房颤。阵发性房颤指能在7天内自行转复为窦性心律或干预终止者,一般持续时间小于48 h;持续性房颤指持续7天以上,需要药物或电复律才能转复为窦性心律者;长期持续性房颤指持续发作1年以上,病人有转复愿望;永久性房颤指持续发作时间大于1年,不能转复为窦性心律或转复后又复发者。个人体会:在临床实践中一定要综合分析临床相关监测数据,做出尽可能准确的诊断,稳妥仔细地对有指征的患者进行非药物治疗,这样才会收到事半功倍的临床效果。

## 二、高血压合并持续性房颤的主要治疗

1. 降压治疗,将血压控制在理想水平。
2. 在将血压控制在理想水平的前提下,尽可能地恢复窦性心律,是高血压合并持续性房颤的最佳治疗方法。只有恢复正常心律,才能达到完全治疗高血压合并房颤的目的。我个人体会对高血压合并房颤的病人,医生不应主动放弃有可能恢复窦性心律的任何机会。
3. 控制快速心室率:对于不能恢复窦性心律的房颤病人,应用药物减慢较快的心室率。
4. 治疗高血压合并持续性房颤的最终目的是防止血栓形成和中风,最关键的是尽可能预防血栓形成和脑卒中的发生,一定要在没有禁忌证的前提下,合理应用抗凝药物。

## 三、药物治疗高血压合并持续性房颤

不可否认,现阶段药物治疗依然是高血压合并持续性房颤的重要治疗方法,特别是在

基层医院药物治疗得当,完全有可能控制心室率,甚至也有可能恢复并维持窦性心律,以及预防血栓栓塞并发症的发生。药物治疗目的主要有两个:

(1) 尝试转复窦性心律:多用静脉药物如胺碘酮和普罗帕酮等,成功率虽然不高,但不应轻易放弃可能转复的机会(误诊及漏诊患者)。

(2) 控制心室率:控制心室率可以保证心脏基本功能,尽可能降低房颤引起的心脏功能紊乱。有如下常用药物可以有效控制心室率。① β受体阻滞剂:最有效、最常用,也比较安全;② 钙通道拮抗剂:维拉帕米和地尔硫卓可有效用于心室率的控制(特别适合有慢性阻塞性肺疾病的患者);③ 洋地黄:适用于心室率控制特别是伴有左心衰时的心室率控制;④ 胺碘酮:可降低心室率。根据个人临床经验,短期内使用可以,不能用于长期心室率的控制,只是在其他药物控制无效或禁忌时应用。

### 四、非药物治疗高血压合并持续性房颤

高血压合并持续性房颤的非药物治疗包括:电转复(转复窦性心律)、射频消融治疗和外科手术治疗(根治房颤)三种方式。(1) 电复律的方法我们在上期已介绍过,电复律不是一种根治房颤的方法,往往会复发,而且部分病人还需要继续服用抗心律失常药物以维持窦性心律,但效果并不理想。(2) 射频消融治疗适用于绝大多数患者,随着射频消融技术的不断完善与操作经验的不断积累,射频消融术的成功率明显提升,可作为首选。(3) 目前认为最好的非药物治疗应该是心内、外科联合手术。心内科依常规进行射频消融术,心外科进行微创左心耳切除术,临床效果明显优于单独射频消融或者左心耳切除,但需要多学科团队的齐心协力,才能达到预期效果(图18-1)。

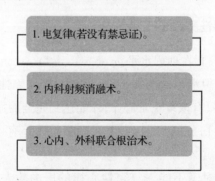

**图18-1 非药物治疗高血压合并持续性房颤**

### 五、病例分析

门诊患者,男性,57岁,间断心悸伴头晕10余年,加重3年,伴气短1周。既往有明确高血压病史15年,规律服用降压药(苯磺酸氨氯地平5 mg/d,氯沙坦钾50 mg/d),自测血压基本在140~160/90~100 mmHg,定期在社区医院随访并取药,血压相对稳定。近3

年心悸症状加重,社区医院动态心电图检查发现房颤律,未见大于 2 s 的长 RR 间期,连续 3 天加服酒石酸美托洛尔 25 mg/d,症状无明显缓解,转入朝阳医院专科门诊。详细问病史后得知患者 5 年前曾因心悸就诊社区医院,心电图提示房颤,因次日自觉症状明显缓解,社区医院给予对症治疗,之后的 5 年间,发作次数明显增加,持续时间也明显延长,甚至数天或更长时间。曾就诊的某三甲医院建议患者做射频消融术,患者未能接受,只进行药物治疗,病情未见好转。近 1 周心悸持续发作不缓解,同时伴乏力、头晕及气短。发病以来精神食欲差,大小便正常。

查体:焦虑不安,痛苦病容,血压为 150/90 mmHg,心率为 130 次/分,心律绝对不齐,第一心音强弱不等。双肺呼吸音粗,未闻及干湿性啰音。腹部无阳性体征,双下肢轻度水肿。

门诊诊断:高血压合并持续性房颤(建议向患者详细说明射频消融术的利与弊后收住院)。

住院后主要治疗:(1) 调整降压药,改服氯沙坦钾氢氯噻嗪 1 片/日,酒石酸美托洛尔 25 mg(每早)、12.5 mg(每晚),呋塞米 10 mg/d,螺内酯 10 mg/d。(2) 经食道超声心动图排除心腔内血栓,心脏扩大,左心房内径大约为 50 mm,左心室舒张末内径为 57 mm,左室射血分数为 44.6%,其他相关辅助检查未发现有射频消融禁忌指征。(3) 顺利行射频消融手术,在消融的过程中,房颤转变为心房扑动(2∶1 下传),继续消融中转为窦性心律。由于采取的是局麻,患者在整个手术过程神志清楚并全程配合医生。(4) 患者一周后出院,继续服药巩固治疗 3 个月后,专科门诊复查,心脏彩超提示左房及左室较前缩小,射血分数为 50%,提示患者心功能有所改善。

点评:高血压合并持续性或者长程持续性房颤,药物治疗效果不理想,经过临床仔细综合评估,患者心脏没有严重的结构和功能障碍,因此选择射频消融术。术后患者恢复了窦性心律,对血压、心脏功能有益,患者生活质量得到了明显提升。

(陈 龙 张 麟)

# 19

# 高血压合并阵发性室上性心动过速的定义、治疗及病例分析(15)

## 一、高血压合并阵发性室上性心动过速的定义

临床上,高血压合并各种室上性心动过速的病例并不少见。心率≥100次/分,都可称之为心动过速。起源于希氏束以上的为室上性心动过速,起源于希氏束以下的为室性心动过速(下期交流)。

## 二、阵发性室上性心动过速的分型及特征

1. 窦性心动过速

起源于正常窦房结的心动过速。特征:Ⅰ导联P波直立,振幅较Ⅱ导联为低,Ⅱ导联P波直立且振幅最高,aVR导联P波呈负向、V1导联P波双向,先正后负。V4－V6导联P波正向。

2. 房性心动过速及心房颤动(上期已重点介绍)

起源于心房的异位激动导致的心动过速,常为局灶触发及自律性机制,少数可能继发于外科及射频消融术后出现的大折返性房速。特征:(1)频率多数为160~180次/分,具有清晰可见的P波。(2)最重要的是P波之间具有等电位线。(3)房速在发作起始及终止过程中,可能伴有"温醒"或者"冷却"过程,这有助于房速的诊断。(4)房速伴2:1房室传导,P波Ⅱ导联呈负向,aVR导联呈正向。

3. 心房扑动(房扑)

起源于心房的异位激动,折返激动是房扑主要的发生机制,大多是围绕三尖瓣环的大折返。特征:(1)P波消失,等电位线消失,代之以大的F波。(2)Ⅱ、Ⅲ、aVF导联常为倒置的F波。(3)F波频率多为300次/分,以2:1下传多见,因而常出现150次/分左右的心室率。因此,临床中特别要注意与心室率在150次/分的室上性心动过速相鉴别。

4. 阵发性室上性心动过速(PSVT)

根据激动起源分为房室结折返性心动过速(AVNRT)和房室折返性心动过速(AVRT)。特点：(1) 间断反复发作、突发突止。(2) 射频消融治疗效果最佳。(3) AVNRT借助于房室结的快慢径路而形成小范围的折返。(4) AVRT借助于旁路形成房室大折返。(5) AVNRT及AVRT体表心电图变化复杂，尤其合并多旁路等特殊情况时，应该进行心腔内电生理检查以明确诊断和治疗方法。(6) 典型的PSVT表现为规律的窄QRS波心动过速，频率为150~250次/分，有时可见逆传P波。

## 三、高血压合并阵发性室上性心动过速的治疗

1. 基本治疗：首要的还是要把血压降至理想水平。保持心态平衡，避免情绪波动，避免劳累特别是熬夜。戒烟、戒酒，要保持饮食低盐、低脂、低糖等。

2. 急诊处理：在没有禁忌证的前提下，再进行下述处理。(1) 予普罗帕酮70 mg加5%的葡萄糖液20 mL，缓慢静推(10 min左右)，根据情况20 min后可再给一次，复律效果较好。(2) 予胺碘酮150 mg加5%葡萄糖液20 mL，静脉缓慢注射。(3) 予维拉帕米5 mg静脉注射，特别注意患者是否在使用β受体阻滞剂。(4) 予毛花苷C 0.2~0.4 mg加5%的葡萄糖20 mL，稀释后静脉注射，预激综合征伴有QRS波宽者禁用。(5) 三磷酸腺苷(ATP)对窦房结和房室结均有明显抑制作用，但半衰期仅仅20 s左右，予10 mg ATP快速注射，无效时3~5 min后可重复静脉注射。(6) 上述药物治疗无效者，可经食道超速起搏以中止心动过速发作。(7) 生命体征出现紧急情况，如晕厥或休克等时，应果断同步进行直流电复律。

3. 择期治疗：导管射频消融术安全有效、并发症少，绝大多数患者可根治(图19-1)。

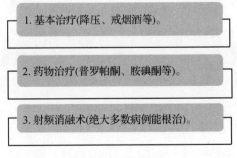

图19-1　治疗原则

## 四、病例分析

基层医院转诊患者，男性，45岁，因"间断发作性心悸2年，再次发作1 h不缓解"就诊于当地县医院急诊科。患者半小时前因情绪波动，突然出现心慌、胸闷，休息后未缓解。既往有高血压病史10年，规律服用复方利血平氨苯蝶啶片和酒石酸美托洛尔，血压在

130～150/80～90 mmHg。近2年无明显诱因，多次发病均为突发突止。急诊时心率为160次/分，律齐。心电图：Ⅱ导联示连续快速、规则的QRS波群，形态正常，频率为160次/分；未见明确P波。考虑是阵发性室上性心动过速，给予普罗帕酮70 mg加入5%的葡萄糖20 mL，缓慢静脉注射后20 min终止。当地医生和患者充分沟通后，转朝阳医院拟行射频消融术。

查体：一般情况尚可，血压为140/86 mmHg，心率为70次/分，心律齐。双肺呼吸音粗，未闻及干湿性啰音。腹部无阳性体征，双下肢无水肿。

辅助检查：心电图显示P波清晰可见，PR间期<0.12 s，QRS波增宽≥0.12 s，QRS波起始部分变粗钝，即预激波，伴有ST-T继发性改变（图19-2）。超声心动图显示左室肥厚，左室射血分数为58%，其他相关辅助检查未发现有射频消融禁忌指征。

入院诊断：高血压合并阵发性室上性心动过速（预激综合征）。

住院后主要治疗：（1）调整降压药，口服培哚普利4 mg/d、呋塞米20 mg/d、螺内酯20 mg/d。（2）择日顺利行射频消融手术，手术证实为房室折返性心动过速，经房室结前向传导，旁路逆向传导。由于采取的是局麻，患者在整个手术过程中神志清楚并全程配合医生。（3）门诊定期随访2年，无发作。

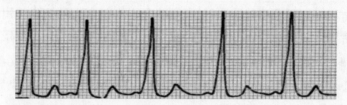

PR间期：短（<0.12 s）。QRS波群：增宽（≥0.12 s）。
QRS波群：起始部分变粗钝，称为预激波；常伴有继发性ST-T改变。

**图19-2 病例分析（患者消融前心电图）**

**点评**：对高血压合并阵发性室上性心动过速，医生应建议患者择期行射频消融术，以根治室上性心动过速的发作，保证患者的正常生活质量。本例患者被基层医生处理得很及时，也很到位，我到外地会诊病人时，经常被基层医生的好学、刻苦精神感动。

（宋　飞　张　麟）

# 高血压合并室性心动过速的定义、治疗及病例分析(16)

## 一、高血压合并室性心动过速的定义及分类

室性心动过速(VT)是指发生在希氏束分叉以下的束支、心肌传导纤维、心室肌的快速性心律失常。室性心动过速可以起源于左心室及右心室,持续性发作时的频率常常超过100次/分,常伴有血流动力学状态的恶化,甚至可恶变为室扑、室颤,导致心源性猝死,需要积极治疗。常见病因主要有高血压心脏病、冠心病、心肌病等。

根据持续时间分为持续性室性心动过速(发作时间大于30 s)及非持续性室性心动过速(发作时间小于30 s)。

## 二、病因分类

1. 器质性心脏病引起的室速:多见于高血压性心脏病、冠心病、原发性心肌病、二尖瓣脱垂。室速起源于乳头肌及瓣环。心肌炎、心脏瓣膜病、先天性心脏病等也可以引起不同程度的室性心动过速。

2. 无器质性心脏病的室速:多见于电解质紊乱和酸碱平衡失调(低钾血症、高钾血症、低镁血症及酸中毒等)或者药物和毒物作用(洋地黄类药物、青霉素过敏等)。

3. 特发性室速:临床病史与常规检查没有发现器质性心脏病患者的室性心动过速,以青壮年居多。但在临床工作中一定要仔细排查病人可能存在的心脏结构和功能的隐匿性疾病。

## 三、临床表现、体征与辅助检查

1. 症状:发作时患者突感心慌、胸闷、胸痛、黑蒙甚至晕厥,非持续性室性心动过速因持续时间短,可能无症状,大多在心电图或24 h动态心电图中发现。

2. 体征:听诊心率快,心律稍有不规则,可闻及第一、二心音分裂,收缩期血压随心搏

变化。

3. 辅助检查：心电图或24 h动态心电图可确诊，特点是QRS波时限增宽（QRS≥0.16 s,高度提示室性）；若房室分离，则心室率大于心房率；若在QRS波后有负向P波，提示室房传导，通常见于频率较慢的室性心动过速。常规必查血钾、血镁、血pH值等。

### 四、治疗

立即启动急救程序：(1) 第一时间应立即终止发作；(2) 注意低血钾的可能诱发和洋地黄类药物的毒性作用；(3) 积极治疗原发病，如高血压性心脏病、急慢性心衰、冠心病等；(4) 预防室性心动过速的复发，在室性心动过速终止后，应使用药物或非药物措施根治，或有效预防室性心动过速的复发；(5) 鉴别并预防猝死高危患者（如心梗后室壁瘤形成患者等）。

### 五、室性心动过速的药物治疗

1. 单形性室性心动过速或QT间期正常的多形性室性心动过速，一般采用药物静脉注射，个人体会首选下列之一：利多卡因、胺碘酮、普罗帕酮。如有效则可持续滴注，防止复发。

2. 多形性室性心动过速的处理方法类似于单形性，但要排除药物的毒副作用和电解质紊乱，特别是尖端扭转型室性心动过速，多发生在QT间期延长时，对心动过缓和明显长间歇依赖者可予异丙肾上腺素、阿托品静注，或快速人工心脏起搏，切忌应用Ⅲ类抗心律失常药物，如胺碘酮等。

3. 及时纠正电解质紊乱，补充钾和镁，对低血钾等引起的难治性室速和室颤、尖端扭转型室性心动过速、洋地黄中毒病人应该有效（我个人的体会：补钾的同时补镁效果会更好）。

### 六、室性心动过速的非药物治疗

1. 直流电复律：是终止室性心动过速的十分安全有效的治疗措施，应作为首选，方便且有效。

2. 导管消融术：主要用于特发性室速、束支折返性室速等，手术并发症少并可根治。

3. 植入埋藏式心脏复律除颤器：可有效地及时终止室性心动过速的发作，是预防猝死的有效手段。

4. 外科手术：对于一些顽固性室性心动过速可行外科手术治疗，如室壁瘤切除术等（图20-1）。

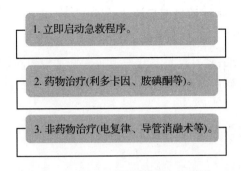

图 20-1　高血压合并室性心动过速的治疗

## 七、病例分析

门诊患者,女性,80 岁,因"间断发作性心悸 1 年,近一周加重并黑蒙 2 次"就诊。既往有高血压 30 年,规律服用苯磺酸氨氯地平、氯沙坦钾氢氯噻嗪片等,自测血压均在正常范围。近 1 年活动后出现心悸不适,休息后能缓解,未引起患者注意。就诊前一周情绪波动后出现两次黑蒙伴心悸难忍,小便失禁一次。发病以来,精神不佳,食欲缺乏,睡眠差。

查体:慢性痛苦病容,血压为 150/90 mmHg,心率为 98 次/分,心律不齐,期前收缩为 7~8 次/分。双肺呼吸音粗,双肺底可闻及少许细小湿性啰音及喘鸣音。腹部无阳性体征,双下肢轻度水肿。

辅助检查:心电图显示窦性心律,频发室性早搏,QRS 波群增宽≥0.15 s(图 20-2)。24 h 动态心电图显示窦性心律,频发室性早搏,频发室性心动过速,持续时间大多在 30 s 以上。超声心动图显示左室肥厚伴扩大,射血分数为 45%。血生化检查结果显示电解质及肌酐等在正常范围。

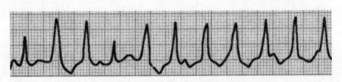

室性心动过速:连续出现宽大畸形的 QRS 波群;节律稍有不规则,频率为 140~200 次/分;可见或不可见 P 波,但 P 波与 QRS 波无关。

图 20-2　患者消融前心电图

诊断:高血压、左室肥厚伴左室扩大、心功能Ⅱ级、室性心动过速、频发室性早搏。

治疗:(1)门诊用药:氯沙坦钾氢氯噻嗪 1 片/日,呋塞米 20 mg/d,螺内酯 20 mg/d,胺碘酮第一周 200 mg(q8 h),第二周 200 mg(q12 h),第三周 200 mg(qd)。第四周复查,自觉症状较前有所缓解,但仍有间断发作伴头晕,复查动态心电图,显示频发室早,阵发持续性室速并无明显缓解,和患者充分沟通后收住院。(2)住院后经有效性、安全性、可行性三方面评估后,择日行导管消融术成功。(3)术后一周出院,连续随访四年,射血分数为55%~60%,病情稳定,生活质量明显改善。

**点评**:高血压合并室性心动过速患者血压在降至理想水平的前提下,当药物治疗无效时,应果断进行导管消融术,这对缓解症状与逆转心肌重构和功能有事半功倍的效果。本病例在消融术后6个月,射血分数由45%提升至55%。

(施 维 张 麟)

# 21 高血压合并房室传导阻滞的定义、治疗及病例分析(17~18)

## 一、定义

所谓高血压合并房室传导阻滞就是高血压与房室传导阻滞可能存在因果关系,高血压患者心脏电激动传导过程中,心房和心室之间的电激动传导发生阻滞,使心脏不能正常收缩和泵血。

## 二、分类

根据阻滞程度不同分为三个阶段:

(1) Ⅰ度房室传导阻滞:心房到心室的电激动传导速度减慢,心电图表现为PR间期延长超过0.20 s,但是每个心房激动都能传导至心室。

(2) Ⅱ度房室传导阻滞:分为Ⅰ型(文氏或莫氏Ⅰ型)和Ⅱ型(莫氏Ⅱ型)两种。Ⅱ度Ⅰ型房室传导阻滞是比较常见的类型,是指从心房到心室的传导时间逐渐延长,直到有一个心房的激动不能传递到心室;Ⅱ度Ⅱ型房室传导阻滞是PR间期固定(正常或延长),房室传导比例通常为2:1或3:1甚至4:1等,P波与QRS波群有关。

(3) Ⅲ度房室传导阻滞(完全性房室传导阻滞):所有心房激动都不能传导至心室,心房与心室的活动各自独立,而且心房率快于心室率。

特别要注意:Ⅱ度Ⅱ型和Ⅲ度房室传导阻滞表现为心室率显著减慢,常伴有晕厥、意识丧失、阿-斯综合征等随时可能危及患者生命的急症。

## 三、病因

1. 器质性心脏病引起的传导阻滞:多见于高血压性心脏病、冠心病、原发性心肌病、二尖瓣脱垂、心肌炎、心脏瓣膜病、先天性心脏病等。

2. 无器质性心脏病引发的传导阻滞:多见于电解质紊乱和酸碱平衡失调(高钾血症、

酮症酸中毒等）或者药物和毒物作用（洋地黄类药物等）。

## 四、临床表现、体征与心电图特征

Ⅰ度：症状不明显，听诊发现第一心音减弱，心电图见 PR 间期超过 0.20 s。

Ⅱ度：可有间断性头晕、心悸、乏力等，听诊心音有不规则会规则脱漏。心电图检查有两类表现文氏现象，即 PR 间期逐渐延长，直至 P 波后脱漏一次 QRS 波群；莫氏Ⅱ型，PR 间期恒定，每隔一个或数个 P 波后有一次 QRS 波群脱落。

Ⅲ度：常有心悸、心跳缓慢、眩晕、极度乏力、气急、昏厥等表现，有时出现阿-斯综合征；听诊心率每分钟 30～40 次、规则，第一心音强弱不等，脉压增大。心电图检查见 P 波与 QRS 波群无固定关系，P 波频率为 60～100 次/分，QRS 波频率为 30～40 次/分，QRS 波可出现宽大畸形改变（图 21-1）。

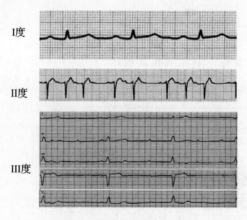

图 21-1　房室传导阻滞典型心电图（Ⅰ～Ⅲ度）

## 五、治疗

1. 有效降压至理想水平，禁用 β 受体阻滞剂等使心率减慢的药物。

2. Ⅰ度和Ⅱ度Ⅰ型房室传导阻滞，多为房室束分支以上阻滞，阻滞的发展与恢复有逐步演变过程，QRS 形态不变，起搏点频率为 40～50 次/分，患者症状较轻，但须临床严密随访和观察，因有些患者只是发生Ⅲ度房室传导阻滞前的短期甚至是瞬时的心电活动。

3. Ⅱ度Ⅱ型和Ⅲ度房室传导阻滞的治疗基本一致，特别是发生在房室束分支以下的阻滞，QRS 波群宽大畸形，频率慢 20～40 次/分，随时可能发生阿-斯综合征，死亡率极高。

4. 若发生阿-斯综合征，应立即启动紧急抢救程序。（1）心脏按压、吸氧、非同步心脏电复律等。（2）肌肉或静脉注射 0.3～1 mL 的 0.1% 肾上腺素，可与阿托品合用。（3）心室颤动者改用异丙肾上腺素，剂量直至 15～20 μg/min，同时注意酸碱平衡。（4）如上述无效，施行人工心脏起搏。

总之，Ⅱ度Ⅱ型或Ⅲ度房室传导阻滞经药物治疗无效时，医生一定要果断建议患者安装永久性人工心脏起搏器,以预防猝死,并尽可能维持患者的正常生活及工作。

## 六、病例分析

病例17:急诊患者,男,57岁,因"间断发作性心悸5年,加重并晕厥一次"急诊入住朝阳医院。既往有高血压病史26年,规律服用复方利血平氨苯蝶啶片及硝苯地平等,间断自测血压不高。急诊查体:急性病容,明显倦怠,血压为80/60 mmHg,心率为34次/分,心律稍有不齐。急诊心电图:心房心室各自激动,互不相干,呈完全性房室分离。PR间期不固定,心房率快于心室率;QRS波群形态未见明显增宽,心室率为34次/分,心室律稍不规则。典型的Ⅲ度房室传导阻滞心电图。心内科医生会诊,即刻植入临时起搏器后转入心内科病房,择期植入永久性起搏器。随访2年至今,血压120/60 mmHg,起搏器感知和起搏功能正常,患者能正常工作和生活。

病例18:门诊患者,女,80岁,间断头晕、乏力伴消瘦2年,加重一周就诊。既往有高血压病史40年,规律服用培哚普利及苯磺酸氨氯地平,自测血压大多在正常范围。查体:慢性病容,明显消瘦,血压为90/60 mmHg,心率为40次/分,律齐。心电图:典型的Ⅲ度房室传导阻滞,心室率为40次/分。超声心动图:左室肥厚伴扩大,射血分数为42%。全面评估后强烈建议患者住院植入永久性起搏器,患者断然拒绝。根据血压水平适当增减培哚普利用量,常规量减半服用心宝丸。随访2年,患者极度乏力渐趋加重,心功能渐趋恶化,但仍拒绝起搏器治疗。

**点评**:临床工作中,医生常常要面对像这样的一些患者:其临床症状、体征和辅助检查结果均完全符合起搏器治疗指征,但由于患者认知度有限而自行放弃能够明显提高生活质量的治疗方案。我们希望患者能充分认识到,有质量的生活才能保证有尊严的人生。

(施 诚 张 麟)

# 22

# 高血压合并主动脉夹层及病例分析(19)

## 一、定义及分型

高血压患者主动脉腔内的血液从主动脉内膜撕裂处进入主动脉中膜,使中膜分离,沿主动脉长轴方向扩展形成主动脉壁的真假两腔分离状态,称为高血压合并主动脉夹层。

(1) 根据破口位置及夹层累及范围分为三型(Debakey 分型)。① I 型:破口位于主动脉瓣上 5 厘米内,近端累及主动脉瓣,远端累及主动脉弓、降主动脉、腹主动脉,甚至达髂动脉。② II 型:破口位置同 I 型,但夹层仅限于升主动脉。③ III 型:破口位于左侧锁骨下动脉开口远端外 2~5 厘米,向远端累及至髂动脉。

(2) 根据手术的需要分为 A、B 两型(Stanford 分型)。A 型破口位于升主动脉,适合急诊手术;B 型夹层病变局限于腹主动脉或髂动脉,可先内科治疗,择期进行手术或腔内治疗。

## 二、病因

1. 高血压和动脉硬化:主动脉夹层由于高血压动脉粥样硬化所致者占 70%~80%,高血压可使动脉壁长期处于应激状态,弹力纤维常发生囊性变性或坏死,导致夹层形成。
2. 结缔组织病:马凡氏综合征、先天性结缔组织发育不全(Ehlers-Danlos)综合征等。
3. 先天性心血管病:如先天性主动脉缩窄继发的高血压或者主动脉瓣二瓣化。
4. 损伤:严重外伤引起的主动脉峡部撕裂,导管介入性损伤等。
5. 其他:妊娠、梅毒、心内膜炎、系统性红斑狼疮、多发性结节性动脉炎等。

## 三、临床表现

1. 疼痛:绝大多数患者都有突发性胸背部剧烈疼痛,少数起病缓慢者疼痛或不显著。
2. 高血压:大部分患者可伴有高血压。
3. 相关脏器和肢体缺血表现:夹层累及器官动脉、肢体动脉及脊髓供血时可出现相应组织缺血表现,如心肾缺血、下肢缺血或截瘫等表现。

### 四、辅助检查

1. 心电图:病变累及冠状动脉时,可出现心肌急性缺血甚至急性心肌梗死改变,但多数患者可正常。

2. 胸片:可见上纵隔或主动脉弓影增宽,主动脉外形不规则。

3. 超声心动图:诊断升主动脉夹层非常有价值(目前在基层医院基本已普及)。

4. CT 检查:可显示真、假腔和其大小,内脏动脉位置以及假腔内血栓情况等。

5. 磁共振成像:检测主动脉夹层分离最为清楚的显像方法,所谓"金标准"。

6. 主动脉造影术:选择性的造影主动脉曾被作为常规检查方法。对 B 型主动脉夹层分离的诊断较准确,但对 A 型病变诊断价值小。

7. 血和尿检查:C 反应蛋白、白细胞增高,胆红素和乳酸脱氢酶轻度升高,可出现溶血性贫血和黄疸;尿中可有红细胞,甚至肉眼血尿;平滑肌的肌球蛋白重链浓度增加等生化指标异常。

### 五、治疗(立即启动紧急抢救程序)

1. 非手术治疗:(1)镇痛、疼痛严重可给予吗啡类药物止痛,并镇静、制动,密切注意神经系统、肢体脉搏、心音等变化,检测生命体征、心电图、尿量等,采用鼻导管吸氧,避免输入过多液体,以免升高血压及引起肺水肿等并发症。(2)控制血压和降低心率,联合应用 β 受体阻断剂和血管扩张剂。(3)目前 Stanford B 型(相当于 DebakeyⅢ型)的首选是经皮覆膜支架置入术,必要时行外科手术治疗。

2. 手术治疗:Stanford A 型(相当于 DebakeyⅠ型和Ⅱ型)需要外科手术治疗。DebakeyⅠ型的手术方式为升主动脉+主动脉弓人工血管置换术+改良支架象鼻手术;DebakeyⅡ型手术方式为升主动脉人工血管置换术;如果合并主动脉瓣关闭不全或冠状动脉受累,同时需做主动脉瓣置换术和 Bentall's 手术,即应用带瓣人造血管替代升主动脉根部和主动脉瓣膜,并移植左右冠状动脉,是马凡氏综合征外科治疗的首选手术方法(图 22-1)。

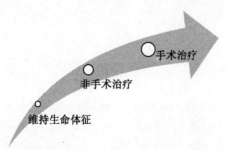

图 22-1 高血压合并主动脉夹层的治疗(启动紧急抢救程序)

## 六、病例分析

急会诊患者,男,52 岁,因"突发胸、背部剧烈疼痛 6 h 伴气短"急诊入住朝阳医院。既往高血压病史 7 年,血压最高达 180/110 mmHg,间断服用降压药,多次体检血压均明显高于正常,但未引起患者的重视。急查血压为 200/120 mmHg,心率为 130 次/分,心律齐。首先需排除主动脉夹层的可能。急诊主动脉 CT 血管造影(CTA)检查:Stanford B 型(相当于 Debakey Ⅲ 型)累及双侧髂动脉。立即启动急救程序。

(1) 绿色通道直接入住 ICU 病房:严密监测患者生命体征、吸氧、有效控制血压在理想范围内,口服酒石酸美托洛尔等降低心率;缓解疼痛,防止病情进展;(2) 床旁胸片显示左侧胸腔积液,提示是主动脉夹层破入胸腔的血液,随时危及生命;(3) 紧急修复主动脉夹层破口,采用微创手术方法,经右侧股总动脉穿刺入路,于胸主动脉夹层处覆膜支架,封闭了主动脉夹层破口,这样主动脉弓以上的血流并不受影响;(4) 手术后,即刻对左侧胸腔进行闭式引流,患者疼痛和胸闷症状明显缓解。引流出血性积液大约 1 800 mL。整个抢救过程长达 8 h,病情渐趋缓解。术后 10 天,胸腔积液清除,血压、心率正常,无明显不适出院,三个月后随访一切正常。

**点评**:主动脉是身体的主干血管,承受着直接来自心脏跳动的压力,血流量巨大,出现内膜层撕裂后,如果就诊和(或)治疗不及时,破裂的概率非常大,病死率也很高。关键的问题是,高血压患者一定要重视规范降压,这也是预防夹层最有效的措施。遗憾的是,大部分主动脉夹层患者的发病主要还是由于血压持续高水平所致。

(罗英饰　张　麟)

# 23 高血压合并冠心病及病例分析(20)

## 一、高血压导致冠心病的三大机制

高血压在冠心病发生发展过程中起着极为重要的作用,导致冠心病的可能机制有:(1)持续高血压所产生的血流动力变化,可激活血液中的血小板,促发粥样硬化、斑块形成,导致心肌缺血、缺氧或坏死,引起冠心病;(2)血压升高时,容易发生斑块破裂或脱落,形成血栓,堵塞冠脉,导致心肌梗死,甚至猝死;(3)血压升高增加心肌耗氧量,进一步加剧冠心病的进展(图23-1)。

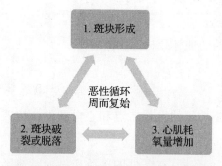

图23-1 高血压导致冠心病的三大机制

## 二、高血压合并冠心病的其他危险因素

1. 嗜好烟酒、超重和肥胖。
2. 血脂及糖代谢异常。
3. 缺少运动和心理压力大等。
4. 随着年龄的增加,冠心病的风险也增加。
5. 由遗传因素引起。

### 三、高血压合并冠心病的三大类临床表现

高血压合并冠心病的最大特点是血压的升高和降低与冠心病密切相关,可有不同的临床表现。(1)高血压合并稳定型心绞痛:以发作性胸痛为主要临床表现,其特点为在体力劳动或情绪激动后发生压迫、发闷或紧缩性疼痛,主要在胸骨体中上段,常放射到左肩和左肩内。3~5 min 后疼痛可逐渐缓解甚至消失,舌下含服硝酸甘油能在几分钟内缓解。(2)不稳定型心绞痛的部位、性质和稳定型心绞痛类似,但在休息状态下也可发作,硝酸酯类药物缓解作用会减弱。(3)心肌梗死的临床表现与梗死血管的大小、部位等有关,疼痛是最先出现的症状,临床表现可有低血压(如下壁心梗)甚至休克,或者急剧升高的血压,疼痛部位和性质与心绞痛相似,但硝酸酯类药物缓解作用不明显,多数发生于安静时,症状比较严重,甚至随时可危及生命。

### 四、辅助检查

1. 心电图是发现心肌缺血、诊断心绞痛最常用也是最有用的检查方法,包括静息时心电图、心绞痛发作时心电图和心电图负荷试验。
2. 冠状动脉造影(金标准)能提供最直接的证据,但须排除变异性心绞痛等。
3. 超声心电图可发现室壁运动异常等。
4. 放射性核素检查等。
5. 心肌梗死,还可进行心肌坏死标志物测定等。

### 五、诊断及鉴别诊断

1. 心绞痛的诊断:根据典型的发作特点和心电图的相应改变,含服硝酸甘油后可缓解等特征,一般可予确诊。
2. 发作不典型心绞痛的诊断:有条件的医院应做冠脉造影(金标准)确诊,没有条件的基层医院根据发作时心电图的改变、24 h 动态心电图的连续监测或者运动实验可确诊。
3. 心肌梗死的诊断:依据典型的临床表现、特征性的心电图改变(图23-2)和实验室检查,诊断并不困难(目前在基层医院基本可满足)。

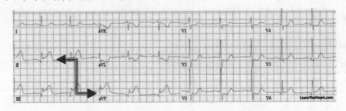

箭头所指:典型急性下壁心肌梗死心电图表现

**图23-2 心肌梗死特征性的心电图**

4. 鉴别诊断:要排除主动脉夹层、急性心肌炎、心包炎、肺梗死甚至肋间神经痛等其他疾病引起的心前区疼痛。

## 六、高血压合并冠心病的治疗

1. 调整生活方式。戒烟、戒酒、控制体重、合理膳食、适当运动及保持对生活的乐观态度。

2. 合理降压至安全及理想水平。目标血压水平一般为110～130/70～80 mmHg。但一定要注意个体化治疗的时间、地点及病变位置等。

3. 合理选择降压药。β受体阻滞剂对心肌有保护作用;血管紧张素转换酶抑制剂或血管紧张素受体拮抗剂类药物能保护心肌组织并能缩小梗死面积,减少心梗后并发症的发生率并能降低病死率;钙离子拮抗剂(地尔硫卓等)具有抗心绞痛和抗动脉粥样硬化的作用,能够显著缓解症状和改善预后,对高血压合并冠心病患者具有很好的治疗效果。

4. 急诊或择期治疗(再灌注治疗)。(1)溶栓治疗:快速、简单,特别适宜不具备介入治疗条件的医院,对发病3 h内的患者,溶栓治疗与直接冠状动脉介入治疗(PCI)的即刻疗效相似。(2)有条件时进行PCI术:急诊PCI主要开通"罪犯"血管,恢复心肌灌注,缩小梗死面积。(3)心脏搭桥手术(冠状动脉旁路移植术):是治疗左主干和多支病变最有效的方法,可以明确改善心肌血液供应,改善心功能,能达到提高患者生活质量并延长寿命的目的。

## 七、病例分析

患者,男,59岁,因"间断胸闷伴胸前区隐痛1天加重2 h"急诊入住朝阳医院。患者于就诊前1天(2015年大年三十),工作中自觉周身不适,胸闷伴心前区隐痛,微汗,不伴放射痛,持续数分钟可自行缓解,未引起重视。次日晨上述症状加重,持续2 h不缓解伴大汗就诊。既往高血压病史20年,血压最高为160/100 mmHg,间断服用降压药,未定期监测血压。急查血压为80/56 mmHg,心率为48次/分,心律齐,心音弱。心电图提示急性下壁心梗。会诊主要解决以下问题:是否应立即行急诊PCI术?前一天的症状是心绞痛还是已发生心梗?就诊时血压是否为低血压状态?无论如何,首先立即启动急救程序,严密监测患者生命体征、吸氧、建立静脉通路。(1)根据患者症状、体征和辅助检查,果断诊断为急性下壁心梗(2 h内),故紧急开通绿色通道,让患者直接进入导管室,造影显示右冠中段的99%狭窄,植入药物涂层支架1枚,患者症状即刻有明显缓解,血压保持在90～100/60～70 mmHg。(2)根据治疗效果考虑患者前1天的症状为不稳定心绞痛。(3)患者就诊时已经处于低血压状态。(4)PCI术后安返病房,整个抢救过程仅仅40 min,患者病情得到有效控制,术后3天出院。患者出院后,严格坚持冠心病的二级预防用药,定期随访,患者至今恢复良好。

**点评**:遗憾的是,患者在心绞痛发作频繁时没有及时就诊,最终导致心肌梗死,造成了局部心肌组织的坏死;幸运的是,患者次日就诊时正好在急性心梗 PCI 治疗的最佳时间窗,得到了及时有效的介入治疗,且治疗效果良好,病情得到了有效控制。

(刘锡燕 张 麟)

# 24 高血压合并慢性肾功能不全及病例分析(21)

## 一、高血压合并慢性肾功能不全的定义

高血压合并肾功能不全指的是由高血压导致的慢性肾功能不全,两者间存在因果关系。血压持续升高促进动脉粥样硬化,引发肾小动脉硬化、肾组织缺血性改变,通过肾小球高压力和高灌注造成肾功能受损。总之,肾小球血流动力异常是导致高血压肾脏功能损伤的主要机制。另外,肾功能下降也会进一步使血压升高,加大降压的难度,周而复始,直至发生终末期尿毒症。

## 二、中国慢性肾功能不全的分期

高血压如果没能及时得到有效控制,累及肾功能不全的过程可分四期:
(1) Ⅰ期(肾功能不全代偿期):GFR 50~80 mL/min;血肌酐(SCR)133~177 μmol/L。
(2) Ⅱ期(肾功能不全失代偿期,氮质血症期):GFR 20~50 mL/min;SCR 186~442 μmol/L。
(3) Ⅲ期(肾功能衰竭期):GFR 10~20 mL/min;SCR 451~707 μmol/L。
(4) Ⅳ期(尿毒症期):GFR <10 mL/min;SCR≥707 μmol/L。

## 三、肾功能不全的临床意义及早期发现

1. 在实际临床工作中,我发现多数高血压病人及临床医生并不重视早期肾损害,因为肾损害早期可无任何症状,若化验结果出现异常,则已错过了最佳的可逆期。肾功能下降早期是可逆的;而进入中、晚期特别是肾衰期时,则是不可逆的。所以高血压治疗的最终目的是保护心、脑、肾功能等,才有可能提高高血压患者生活的质量。
2. 减少肾损伤因素,预防肾功能下降比治疗更重要。
3. 有效控制高血压就是一项预防肾衰的重要而切实有效的方法。
4. 高血压合并肾损伤是一个非常隐匿的慢性过程,但是患者遇到应激情况(感染、发

热等)时,肾功能可迅速恶化,有可能被临床医生误认为是急性肾损伤。

5. 早期发现是最简单也是最重要的方法。尿蛋白是一项简单的粗筛办法,特别是尿微量蛋白的检测对肾损害的早期诊断具有重要意义。目前基层医院基本有条件开展该项检查。

### 四、高血压合并肾功能不全的降压治疗原则

1. 将血压合理有效降至理想水平(110～130/70～85 mmHg),有助于延缓肾功能损伤的进展和恶化。选用降压药的前提是药物在肝脏代谢,不减少肾血流量,不影响或损害肾功能。因此,通常选用能明显降低肾血管阻力和不损害肾功能的降压药。

2. 钙离子拮抗剂(如硝苯地平等):主要在肝脏代谢,同时对保持肾血流量、维持肾功能都有良好作用,因此适用于伴有肾功能障碍的高血压患者,正常剂量使用,不必减量。

3. 血管紧张素转换酶抑制剂或受体拮抗剂:在仅有尿蛋白而血肌酐正常的情况下,可以应用转换酶抑制剂或受体拮抗剂(培哚普利、氯沙坦钾等),这对肾脏有保护作用,可减少蛋白尿。但血清肌酐一旦高于正常,视情况应酌情减量甚至停服,以避免肾功能的进一步隐匿性损伤。

4. 兼有α、β受体阻滞作用的卡维地洛,可降低蛋白尿,不影响肾血流量和肾小球滤过率,无肌酐和尿素氮的改变,适宜于高血压伴肾功能损伤的病人。轻度肾功能损伤者对单纯β受体阻滞剂可以正常剂量应用,但有严重肾功能损伤患者应减量服用。

5. 利尿剂应选用呋塞米等,一般不影响肾脏功能,甚至肾功能有严重损害伴有尿毒症、少尿、无尿的病人也可以试用。但氢氯噻嗪片、保钾利尿剂如氨苯蝶啶等,不作为首选。

6. 对高血压合并肾功能损伤的患者,在治疗中应注意降压不宜过快、过低,以免出现降压引发的肾灌注不良综合征,使肾功能进一步下降;注意监测血压、血钾和肾功能(图24-1)。

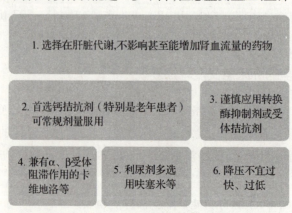

图24-1 高血压合并肾功能不全的降压原则

## 五、病例分析

患者,男,72岁,因"间断头晕、恶心伴周身不适2个月"预约朝阳医院特需门诊。既往有高血压病史20年,坚持规律服用卡托普利及复方利血平氨苯蝶啶片,自测血压大致在正常范围,多数是定期到社区医院取药。近2个月(2008年12月就诊),因感冒发烧后,间断反复出现头晕、头胀、恶心不伴呕吐。自测血压较前明显增高为170～180/90～110 mmHg,社区医院给患者加服苯磺酸氨氯地平,同时检查血、尿常规,发现血肌酐增高及蛋白尿。

门诊查体:精神倦怠,血压为160/110 mmHg,双肺呼吸音粗,未闻及干湿性啰音。心率为86次/分,律齐,A2＞P2,腹部无明显阳性体征,双下肢不肿。

实验室及辅助检查:血肌酐为156 μmol/L,肾小球滤过率两侧均为52 mL/min,尿素氮为7.6 mmol/L,尿微量白蛋白为420.01 mg/L,血糖和血钾等其余生化指标大致正常。

诊断及治疗:(1)高血压病3级,肾功能不全代偿期(Ⅰ期)。(2)饮食应以低盐、低糖、低脂、优质蛋白的食物为主,戒烟、戒酒,控制体重,适当进行有氧运动,避免情绪紧张及精神压力。(3)合理降压至理想水平,因患者系老年人,调整药物为硝苯地平控释片30 mg/d、卡维地洛12.5 mg/d、呋塞米及螺内酯各10 mg/d,两周后复诊,患者症状较前明显缓解,血压降至130/82 mmHg,心率为76次/分。(4)每月随访一次,微调药物,如夏季或者冬天去海南,将硝苯地平控释片改为苯磺酸氨氯地平2.5～5 mg/d,利尿剂减量或停用,血压没有出现太大的波动,肾功能没有进一步恶化。

点评:当患者有并发症时,临床医生早期发现并及时有效干预是关键。本例患者82岁,10年间坚持每月随访一次(门诊或电话随访),肾功能维持在Ⅰ期,体重较前下降,能坚持适当的有氧运动(通常是散步),生活基本能自理。该治疗达到了临床有效性、安全性及持续性的目的。

(陈 龙 张 麟)

# 25

# 高血压合并慢性阻塞性肺疾病及病例分析(22)

## 一、临床意义

在临床工作中发现,高血压合并慢性阻塞性肺疾病(以下简称"慢阻肺")的患者比较常见,粗略估计心内科门诊高血压患者中有5%左右合并慢阻肺,特别是东北或其他气候比较寒冷地区的患者。这些患者要在降压的同时,也要应用治疗慢阻肺的药物,但两者之间的药物常有相互降低疗效甚至加重各自症状的副作用,加大了临床对同时患有上述两种疾病的治疗难度。加之目前分科较细,高血压在心内科就诊,慢阻肺在呼吸科就诊,各专科医生大多专注于各自的专科用药,导致高血压合并慢阻肺患者的服药种类繁多,疗效并不理想(图25-1)。

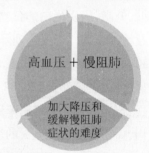

图25-1 临床意义

## 二、高血压合并慢阻肺的分型(未达成共识)

以往认为高血压和慢阻肺是两个完全独立的疾病,但在实际临床工作中发现有一部分高血压患者是继发于慢阻肺,尤其是慢阻肺患者用药后。近年来也有研究发现,高血压合并慢阻肺患者有增多趋势,而且高血压与慢阻肺之间有一定的因果关系。有学者将高血压合并慢阻肺分为三型(目前还没有达成共识):Ⅰ型为肺性高血压,是指慢阻肺发生数年后出现高血压,二者病情相平行,不用降压药物,仅治疗慢阻肺或者哮喘缓解后,血压亦随之下降,甚至降至正常;Ⅱ型指由于长期服用激素所致的高血压合并慢阻肺,血压多数升高,且较稳定;Ⅲ型是患者在哮喘发生前已有高血压,二者完全是独立的两个疾病,但治疗高血压的药物可引发支气管痉挛,加重慢阻肺的临床症状,反过来治疗慢阻肺的药物也会加大降压的难度。

### 三、高血压合并慢性阻塞性肺疾病的辅助性治疗

1. 针对高血压的辅助性治疗：高血压病人的非药物治疗中，最重要的是控制体重至理想范围，所谓理想范围就是我们通常所说的体重指数（BMI）为 $18.5 \sim 23.9 \ kg/m^2$；其他还包括限制钠盐的摄入、戒烟、戒酒、适当的有氧运动（如步行等）。另外，保持乐观向上的心态也非常重要，音乐或太极拳等均有利于患者的身心健康。上述各种非药物治疗适用于各型高血压病人，特别是轻型高血压病人，同时也是中、重度高血压患者的基础治疗部分。

2. 针对慢阻肺的辅助性治疗：最重要的是必须果断戒烟、酒，饮食应以低盐、低糖、高蛋白的食物为主，避免刺激性食物诱发气道痉挛而引起咳嗽，使气促加重。预防感冒及注意保暖，避免烟雾、粉尘和刺激性气体对呼吸道的影响。另外，锻炼深、长吸气与呼气，以及唱歌等都有利于呼吸道的功能恢复。其他辅助性治疗同高血压。

### 四、高血压合并慢性阻塞性肺疾病的降压原则（个人体会，仅供参考）

1. 首选钙拮抗剂，如苯磺酸氨氯地平、地尔硫卓等，能降低外周阻力，松弛血管平滑肌，在降低血压的同时对支气管平滑肌也有一定的松弛作用，能收到一药两用的临床效果。

2. 其次为血管紧张素Ⅱ受体拮抗剂，如氯沙坦钾、厄贝沙坦等，主要机理是通过阻断血管紧张素Ⅱ效应降低血压，对慢阻肺的肺血管及气道没有明显的副作用，但在临床工作中仍发现大约2%的患者在加服上述药物后，出现气短症状加重，停服后症状缓解的现象，须引起医生高度重视并知会患者有任何不适随时就诊。关于血管紧张素转换酶抑制剂（如卡托普利、依那普利等），不建议患者服用，因该类药最常见的不良反应是咳嗽，主要是由于药物代谢过程中的缓激肽刺激支气管进一步痉挛，引发慢阻肺患者气短症状加重。这类药在各指南中虽不是禁用，但还是建议谨慎用。

3. 小剂量利尿剂，如呋塞米、螺内酯等，能起到事半功倍的降压效果，切不可大剂量使用，以免引起气道干燥，使痰液黏稠度增加，不利于患者痰液的清除，加重气短症状等。

4. 须特别注意的是，用于慢阻肺的平喘及激素类药物可引起并加重高血压。因此，高血压合并慢阻肺时，医生最好能两者兼顾，患者一定要加强辅助性治疗，这样才能收到较好的临床效果。

### 五、病例分析

门诊患者，女，65岁，因"慢性咳嗽13年，加重3天"就诊。既往高血压病史30余年，规律服用苯磺酸氨氯地平及氯沙坦钾，血压一直在正常范围。呼吸科明确诊断为慢阻肺合并感染，给予阿奇霉素、沙丁胺醇及氨溴索治疗一周后，气短有所缓解，但因血压较前升

高达 160/100 mmHg,就诊于心内科。

查体:呼吸频率为 26 次/分,血压为 170/104 mmHg,双肺呼吸音粗,双肺可闻及散在干鸣音、喘鸣及痰鸣音。心率为 96 次/分,律不齐,期前收缩 2 次/分,双下肢不肿。

辅助检查:心电图显示窦性心律,偶发房早;超声心动图显示左室肥厚,射血分数为 55%;X 线胸片显示肺过度充气,肋骨走向变平,肺野透亮度增高,肺野外周血管纹理纤细。

诊断:高血压病、慢阻肺合并感染、心律失常、偶发房早。

治疗:(1) 口服地尔硫卓 90 mg/d,氯沙坦钾氢氯噻嗪 1 片/日;(2) 将沙丁胺醇改为缓释茶碱 400 mg(q12 h);(3) 在呼吸科继续进行氨溴索治疗。上述药物调整用药一周后复查,血压为 140/90 mmHg,心率为 78 次/分,律齐,双肺可闻及少许喘鸣及痰鸣音。叮嘱患者坚持辅助性治疗,随访 3 年,病情相对稳定。

点评:对高血压合并慢阻肺,医生须掌握同时有利于高血压和慢阻肺药物(如地尔硫卓)的药理作用机制,这一点尤为重要。另外,用于慢阻肺的平喘药能减轻气道阻力,却有对抗降压药物的作用;尤其是激素类,因水钠潴留,可加重高血压。而如长期或大量应用利尿剂降压可导致气道干燥,使痰液黏稠,加重气道病变等。这些问题都需要引起临床医生的高度重视。

(宋 飞 张 麟)

# 高血压合并睡眠呼吸暂停综合征及病例分析(23)

## 一、睡眠呼吸暂停综合征的定义及分型

睡眠呼吸暂停综合征(OSAHS)是指人体由于上呼吸道解剖结构和生理机能异常,导致夜间睡眠中呼吸暂停时间过长,引起机体一系列调节紊乱症候群。其诊断标准:人体在晚上 7 h 睡眠中,每次鼻腔气流暂停大于 10 s,反复发作 30 次以上,血氧饱和度下降大于 4%。睡眠呼吸暂停综合征可分三型:(1) 阻塞型:最多见(40%~90%),由于上气道阻塞所致,多见于肥胖症、扁桃体肥大、扁桃体淋巴瘤、肢端肥大症及甲状腺肿等疾病。(2) 中枢型:占比不到 15%,大多与中枢性疾病有关,如脑炎、脑干肿瘤、原发性肺泡通气不足综合征、延髓型脊髓灰质炎等疾病。(3) 混合型:占 10%~50%,同时兼顾阻塞型和中枢型。

## 二、流行病学及临床意义

高血压与 OSAHS 的关系日益受到临床医生和研究者的重视。有研究发现,OSAHS 是独立于年龄、肥胖、饮食、遗传等原因的高血压发病因素之一。在 OSAHS 患者中 50% 以上有不同程度的高血压,临床工作中也发现大约有 30% 的高血压患者合并有阻塞性 OSAHS。我国目前有 2.7 亿高血压患者,近 9 000 万的患者属于高血压合并 OSAHS。高血压合并 OSAHS 关键的临床意义有三点:(1) 严重心律失常和猝死的发生率显著增加。(2) 脑卒中、心肌梗死和心力衰竭的发生率也比较高。(3) 将睡眠呼吸监测作为心脑血管病的常规检查项目,是预测和防治心脑血管病的有效手段之一。

## 三、高血压合并睡眠呼吸暂停综合征的分型

高血压合并睡眠呼吸暂停综合征根据血压节律可分三种类型。Ⅰ型:血压正常并且有正常血压变化规律,夜间血压下降,呈现正常的血压节律。Ⅱ型:从入睡开始直至凌晨进行性血压升高,而白天血压正常,夜间血压明显高于白天血压。Ⅲ型:24 h 血压均符合高血压的诊断标准,即低于 140/90 mmHg。高血压合并睡眠呼吸暂停综合征的血压节律以

Ⅱ、Ⅲ型多见,尤其是Ⅱ型最为常见。

## 四、临床表现

1. 所有患者都会有高血压的临床症状,如头晕、乏力、恶心等。
2. 睡觉打鼾并时而停止呼吸,反复憋醒,多次反复导致缺氧、发绀等。
3. 睡觉出汗、夜尿频繁。
4. 患者常有比单纯高血压更严重的头痛、乏力等。
5. 白天疲倦嗜睡,严重者在工作、谈话、看电视、驾车中由于乏困等导致工伤或交通事故。

## 五、主要治疗

1. 改变生活习惯:因为肥胖是引起OSAHS的首要原因之一,故应坚持减肥。采取侧卧睡眠,以减轻缺氧症状等。必须戒酒,因酒精会麻痹神经,降低肌肉张力,加重症状。绝对戒烟,以减轻吸烟刺激鼻咽腔黏膜水肿,缓解慢性炎症等。
2. 针对高血压的药物治疗:选择对呼吸功能没有影响的降压药,如钙离子拮抗剂(如苯磺酸氨氯地平等)以及血管紧张素Ⅱ受体拮抗剂(如氯沙坦钾等)、小剂量利尿剂(如呋塞米及螺内酯)等。
3. 持续气道正压通气(CPAP)治疗OSAHS:目前国内外治疗OSAHS主要采取睡眠呼吸机治疗,医学上称之为持续气道正压通气,适合严重打鼾和各种程度的OSAHS患者,效果都非常好。此外,根据病情也可选择口腔矫治器或手术治疗,但效果不尽如人意。个人体会,高血压合并睡眠呼吸暂停综合征的最佳治疗方案:减重的同时戒烟、戒酒,夜间睡眠时使用呼吸机治疗(图26-1)。

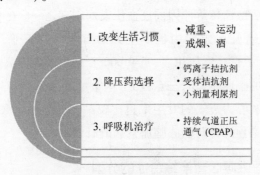

图26-1 治疗三路径

## 六、病例分析

社区转诊患者,男,62岁,因"心前区不适伴头晕一周"就诊,高血压病史20余年,糖尿病病史15年,近3年在社区医院规律服用复方利血平氨苯蝶啶片降压、二甲双胍及阿卡波糖降糖,平时空腹血糖为7~9 mmol/L,血压为140~150/90~100 mmHg,睡眠中打鼾明显,常有憋醒伴出汗。

查体:肥胖体型(体重84公斤,体重指数为32.8 kg/m²),唇发绀,血压为160/100 mmHg,双肺可闻及散在痰鸣及少许喘鸣。心率为68次/分,律齐,双下肢轻度水肿。

辅助检查:心电图显示窦性心律,ST-T非特异性改变;超声心动图显示左室肥厚伴扩大,射血分数为48%;24 h动态心电图显示窦性心律,间歇性Ⅱ度房室传导阻滞,最长RR间期达6 s;同步睡眠监测发现呼吸暂停时的心率缓慢,最慢心率为20~30次/分,伴有不同程度的房室传导阻滞;空腹血糖为9.5 mmol/L,糖化血红蛋白为8.0%,肝肾功能正常。

诊断:高血压病(极高危)、糖尿病(2型)、重度睡眠呼吸暂停综合征(混合型)。

治疗:(1)严格要求患者减重(每日200 g主食加运动等)、戒烟、戒酒。(2)将降压药改为苯磺酸氨氯地平5 mg/d及氯沙坦钾氢氯噻嗪1片/日,将降糖药改为二甲双胍0.5 g×3次/d、瑞格列奈0.5 mg×3次/d。(3)使用睡眠呼吸机治疗等。经上述治疗方案治疗两周后,患者自觉症状有明显缓解,体重下降了2公斤,血压为130/80 mmHg,心率为70次/分,律齐。要求患者坚持减重,控制主食。(4)三个月后随访,血压为120/70 mmHg,体重下降5公斤,空腹血糖及糖化血红蛋白均在正常范围。随访两年中,微量调整用药,体重为75~78公斤,房室传导阻滞消失,呼吸暂停症状明显改善。

点评:临床有必要对高血压特别是难治性高血压患者进行睡眠呼吸暂停综合征的筛查,如果两种疾病同时存在,在治疗高血压的同时,对中、重度患者应用呼吸机治疗,患者经治疗后可以转为轻度甚至基本恢复正常,这样有利于降低心、脑血管并发症的发生风险(图26-2)。

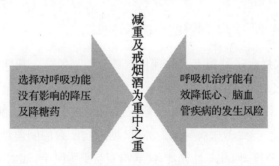

图26-2 高血压合并睡眠呼吸暂停综合征的治疗

(施 维 张 麟)

# 27 高血压合并糖尿病及病例分析(24)

## 一、流行病学及临床意义

高血压和糖尿病都是常见病,也都是心、脑、肾功能病变的重要危险因素。一项全国范围内的多中心临床研究调查发现,高血压患者合并糖尿病的患病率为37.2%,也就是说,平均每100例高血压患者中有37人同时患有糖尿病。其重要的临床意义有三点:(1)高血压增加糖尿病患者发生心血管疾病的危险度,糖尿病也增加高血压患者发生心血管疾病的危险度。(2)高血压合并糖尿病更能引发终末期肾病的发生与发展。(3)临床医生在选择有效降压和降糖的同时,一定要最大限度地兼顾肾脏的安全性,特别是对已有肾功能损害的患者尤为重要(图27-1)。

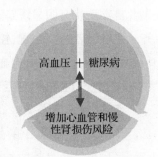

图 27-1 临床意义

## 二、高血压合并糖尿病对肾脏的叠加病理机制

高血压合并糖尿病对肾脏损害的病理机制具有叠加效应。长期的血压增高可导致肾脏大动脉血管的硬化,加之肾血管内血液压力增高,导致蛋白漏出至尿液里。蛋白一旦漏出,会对肾脏的滤网系统造成严重破坏。糖尿病因糖脂代谢紊乱、胰岛素抵抗,引起内皮功能受损、小动脉硬化,导致糖尿病肾病。另外,糖尿病所致的间质性肾炎又可引起肾实质性高血压而加大降压难度,如此恶性循环,使病情变得更为复杂,加大了临床的治疗难度。

## 三、临床筛查三路径

1. 体检:长期高血压未达到理想降压,眼底检查发现不同程度的动脉硬化性视网膜病变。
2. 化验筛查:有研究明确证实蛋白尿和肾小球滤过率与全因死亡和心血管死亡密切相关。因此,高血压合并糖尿病的患者最重要的是必须定期评估尿蛋白排泄量(如尿白蛋白与肌酐比值,UACR)和肾小球滤过率,至少每半年1次;尿常规蛋白(+)~(++),伴或不伴潜血;24 h 尿蛋白定量多在 2 g 以下。其他检查包括尿微量白蛋白、N-乙酰-β-D-氨基葡萄糖苷酶(NAG 酶)、β2-微球蛋白(β2-MG)是否增高,尿浓缩-稀释功能是否有障碍,血尿素氮、肌酐是否升高等。个人体会通过肾小球滤过率和蛋白尿判断肾功能异常及预后既简单又经济实惠,患者也容易接受,而且有利于早期发现、及时防治。

3. 影像学检查:早期核素检查即可发现肾功能损害;肾脏病早期 B 超多无变化,发展致肾衰竭时可出现肾脏不同程度缩小。

### 四、高血压合并糖尿病的药物治疗

1. 高血压合并糖尿病患者在控制血糖时,需要平衡疗效和安全性,尤其是低血糖及肾脏安全性。在临床实践中个人的最深体会是低血糖比高血糖的预后更差,尤其是低血糖性脑病患者,昏迷超过 6 h,可能发生不可逆的脑组织损害,病愈后可遗留各种后遗症,严重者可因未能及时发现并纠正低血糖而死亡,临床有血的教训案例,应当引起高度重视。

2. 可依次选择以下几种降压药。(1) 转换酶抑制剂或受体拮抗剂:适合有微量蛋白尿的患者(肌酐最好在正常范围),虽有指南建议将转换酶抑制剂或受体拮抗剂用于蛋白尿及伴慢性肾疾病的患者(ⅡaA 推荐),但个人认为使用这类降压药须非常谨慎!(2) 钙离子拮抗剂(如苯磺酸氨氯地平等):能选择性地作用于血管平滑肌和心肌细胞膜,阻止钙离子内流,降低外周血管阻力而使血压下降,同时对糖脂代谢无影响。长效钙离子拮抗剂是高血压合并糖尿病患者在转换酶抑制剂治疗基础上首选的联合用药。(3) 小剂量利尿剂,如呋塞米及螺内酯。(4) 慎用或避免使用 β 受体阻断剂,特别是容易发生低血糖的患者(ⅡaC 推荐)。

3. 降糖药的选择:高血压合并糖尿病患者,如果伴肾功能不全,由于肾糖异生作用减弱,胰岛素半衰期延长,药物清除率降低,可使低血糖风险增加。所有降压和降糖药要尽可能在对肾脏安全的范围内使用(图 27-2)。

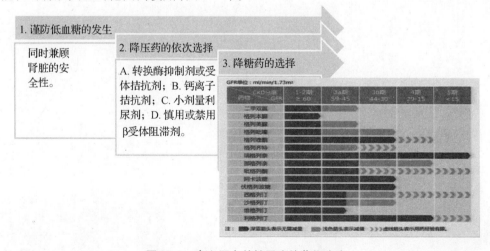

图 27-2 高血压合并糖尿病的药物治疗

## 五、病例分析

患者,男,57岁,因"高血压合并糖尿病5～10年,出现蛋白尿一周"就诊,患者有高血压病史10余年,糖尿病病史5年,近一年在社区医院规律服用苯磺酸氨氯地平降压、二甲双胍及精蛋白生物合成人胰岛素注射液(预混30R)降糖,平时空腹血糖为9～12 mmol/L,血压为130～150/80～100 mmHg,多次出现低血糖症状。

查体:肥胖体型(体重为80公斤,体重指数为28.6 kg/m$^2$),血压为150/94 mmHg,双肺呼吸音粗,双肺可闻及散在痰鸣。心率为80次/分,律齐,双下肢不肿。腹部可触及多个注射精蛋白生物合成人胰岛素注射液(预混30R)引起的硬块。

辅助检查:心电图显示窦性心律,ST-T非特异性改变;超声心动图显示左室肥厚,射血分数为56%;空腹血糖为12.5 mmol/L,糖化血红蛋白为8.2%,总胆固醇为4.5 mmol/L,甘油三酯为2.6 mmol/L,尿蛋白(+),血肌酐正常,肝功能正常。

诊断:高血压病(极高危)、糖尿病(2型)、高甘油三酯血症、早期肾损伤。

治疗:(1)严格要求患者减重(每日200～300 g主食加运动等)、戒烟酒。(2)患者在接受医生要求的前提下,调整用药:苯磺酸氨氯地平5 mg/d及氯沙坦钾氢氯噻嗪1片/日降压,二甲双胍0.5 g×3次/d、瑞格列奈0.5 mg×3次/d降糖。(3)上述药物调整后两周:血压为130/80 mmHg,心率为78次/分,律齐。空腹血糖为6.7 mmol/L,体重下降2公斤,叮嘱患者坚持减重,控制主食。(4)三个月后随访,血压为120/70 mmHg,体重下降3公斤。此后每月随访一次,微量调整用药,尿蛋白消失,随访一年仍坚持减重,体重75公斤,体重指数为25.1 kg/m$^2$,患者无明显不适,血压、血糖、血脂均正常。

点评:高血压合并糖尿病导致慢性肾实质性病变并不少见,在要求患者积极配合治疗的前提下,个人建议从零开始调整用药,这样有利于观察疗效并安全用药。

(施 诚 张 麟)

# 高血压合并高尿酸血症及病例分析(25)

## 一、流行病学

高尿酸血症患者中原发性高血压者明显多于正常血压者。过去多认为高尿酸血症是高血压的一种伴随现象,现在有研究证实了高尿酸血症是致原发性高血压的独立危险因素。一般认为,原发性高血压患者中,高尿酸血症的患病率为20%~50%,尤其是未经治疗的高血压患者。血尿酸水平每增加1 mg/dL,发生高血压的危险就增加23%。因此,目前多数学者认为血尿酸水平是高血压发病的独立预报因子。我个人临床体会,血压水平和血尿酸水平有非常显著的相关性,但是否为因果关系还有待进一步大数据临床研究证实。

## 二、高血压合并高尿酸血症的病理机制

1. 肾血流动力紊乱。高血压可以导致肾脏微血管的损害,特别是对肾脏的入球小动脉,可使管腔狭窄甚至闭塞,肾小球纤维化的同时肾小管排泌尿酸盐减少,血尿酸水平升高。

2. 乳酸生成增多。高血压对肾脏微血管的损伤可导致局部组织缺氧,使乳酸生成增加,乳酸竞争性抑制肾小管对尿酸的排泄,增加血尿酸水平。

3. 尿酸合成增加。乳酸形成过程中的底物腺嘌呤、次黄嘌呤的增加,可直接促使尿酸合成增加,使血尿酸水平升高。

4. 尿酸重吸收增加。长期应用利尿剂,尤其是噻嗪类利尿剂可造成血容量减少,进一步增高血尿酸水平。

## 三、高血压合并高尿酸血症的临床意义

目前有大量的研究证实:高血压合并高尿酸血症的患者发生心血管事件的危险性明显增加,其发生心、脑血管事件的概率为尿酸水平正常患者的3~5倍;尿酸每增加

50 μmol/L,心血管死亡的概率增加 14%。还有研究(NHANESIII)显示:血尿酸水平≥357 μmol/L(6 mg/dL)是冠心病的独立危险因素,血尿酸水平≥417 μmol/L(7 mg/dL)是脑卒中的独立危险因素。

### 四、高血压合并高尿酸血症的治疗

1. 最重要的是饮食疗法:从代谢的角度,高血压和高尿酸血症都属于代谢性疾病。首先通过合理调整饮食,科学膳食就能有效控制血压和降低血尿酸水平,包括低盐、低脂、低糖、低嘌呤饮食(每 100 g 食物,嘌呤的含量低于 25 mg),低嘌呤饮食包括水果、蔬菜(除茼蒿及豆荚类等少数蔬菜外)、谷物(米、面)及其制品、薯类(马铃薯、红薯、芋头等)、奶及奶制品(牛奶、酸奶、奶粉、奶酪等)、蛋与动物血。另外,嘌呤含量较低的食物(每 100 g 食物中嘌呤含量为 25~50 mg),也可适当少量食用,如扁豆、蘑菇、杏仁、枸杞、茼蒿、栗子、莲子、海藻等。

2. 能降低尿酸的降压药及治疗原则:首选血管紧张素Ⅱ受体拮抗剂(如氯沙坦钾等)。相关文献报道表明血管紧张素Ⅱ受体拮抗剂在有效降压的同时,兼有降低血尿酸的作用;也有文献报道钙离子阻滞剂(如苯磺酸氨氯地平等),在有效降压的同时能有效降低血尿酸水平。利尿剂的选择:对有痛风发作病史的高血压患者,即使近期无发作,原则上不给予噻嗪类利尿剂。如果病情需要选用利尿剂,可选择小剂量呋塞米及螺内酯。

3. 降尿酸药的治疗原则及分类:目前学术界公认的理想的血尿酸浓度在 357 μmol/L(6 mg/dL)以下,我个人体会高血压合并高尿酸血症,如果血尿酸水平介于 357~471 μmol/L(6~8 mg/dL),强烈建议饮食疗法 3 个月,绝大部分患者的尿酸水平可以恢复正常,同样也适合高尿酸合并其他心血管危险因素的患者。如果经饮食调整后血尿酸水平仍超过 471 μmol/L(8 mg/dL),应该启动降尿酸治疗。降尿酸药物主要分四类:(1)抑制尿酸生成(别嘌醇等);(2)促进尿酸排泄(苯溴马隆等);(3)促进尿酸分解(尿酸氧化酶);(4)非选择性嘌呤 XO 抑制剂(非布索坦)(图 28-1)。

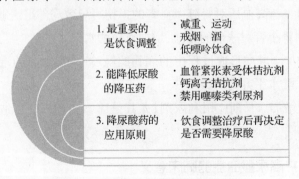

图 28-1 高血压合并高尿酸血症的治疗

## 五、病例分析(25)

门诊患者,男,55岁,因"社区连续三次查血尿酸明显增高"就诊。高血压病史12年,最高血压达200/120 mmHg,近两年规律服用苯磺酸氨氯地平及酒石酸美托洛尔等降压治疗,血压控制尚可。

**查体**:肥胖体型(体重指数为28.5 kg/m$^2$),血压为150/90 mmHg,双肺呼吸音粗,未闻及干湿性啰音。心率为90次/分,律齐,腹部无明显阳性体征,双下肢轻度水肿,以踝部明显。

**辅助检查**:做血生化检查,显示肝、肾功能正常,尿酸为565.7 μmol/L(9.5 mg/dL);心电图显示窦性心律,心率为90次/分,ST-T非特异性改变;超声心动图显示左室肥厚,射血分数为60%。

**诊断**:原发性高血压病、左室肥厚、高尿酸血症。

**治疗**:(1)严格要求患者下决心减重的同时,要进食低嘌呤食物,且必须戒酒(特别是啤酒)。(2)降压药改为每日服用氯沙坦钾50 mg加地尔硫䓬30 mg。(3)降尿酸药改为每日服用别嘌醇50 mg(抑制尿酸分泌)加苯溴马隆25 mg(促进尿酸排泄)。(4)经上述治疗方案治疗四周后,门诊复查体重下降3公斤,血压为140/90 mmHg,心率为76次/分,律齐。仍要求患者坚持减重和低嘌呤饮食。(5)三个月后随访,血压为140/90 mmHg,体重下降5公斤,血尿酸水平436.8 μmol/L(7.3 mg/dL),加服小剂量呋塞米及螺内酯各10 mg/d,观察一个月没有发现尿酸升高。(6)继续上述治疗三个月,血尿酸水平基本正常,停服降尿酸药,随访三年中,一直特别强调低嘌呤饮食,微量调整用药,血压、心率及血尿酸水平基本在正常范围内,体重指数为25.6 kg/m$^2$,生活质量有明显提升。

**点评**:临床治疗高血压合并高尿酸血症患者时,首先,患者及家人首先要有决心坚持低嘌呤饮食;其次,该类患者应避免选用噻嗪类利尿剂,在监测尿酸水平的前提下,可谨慎选用小剂量呋塞米及螺内酯等。

(罗英饰 张 麟)

# 29

# 高血压合并痛风及病例分析(26)

## 一、高血压合并痛风的流行病学

目前我国还没有关于高血压合并痛风的流行病学大数据资料,仅有的小样本研究显示:大约有10%的高血压患者合并高尿酸血症或痛风,而痛风患者合并高血压的比例高达30%以上。我个人临床观察了156例高血压患者,其中同时合并高尿酸者19例(12.2%),合并痛风者7例(4%)。痛风是由于人体尿酸代谢紊乱,导致关节沉积尿酸结晶的一种关节病。它具有并发症多、病程长、发作时疼痛剧烈难忍等特点,遗憾的是目前还没有根治痛风的好方法。

## 二、痛风的自然病程及临床特点

痛风的自然病程分四个阶段:(1)无症状高尿酸血症期。(2)痛风性关节炎和(或)痛风性肾病发作期。(3)痛风不发作的间歇期。(4)痛风石形成期。

临床特点:(1)常合并高血压以及心、脑、肾相关疾病。(2)首发年龄大多在40岁左右。(3)首发疼痛部位多为踇指跖骨(60%~70%),其他依次为跖趾关节、掌趾、趾间关节、踝关节、膝关节、腕关节等。(4)痛风间歇期无明显症状,仅有尿酸水平增高。因此,在痛风初期一定要及时干预治疗,以避免错过最佳治疗期,同时也能有效避免痛风并发症的发生。

## 三、痛风的诊断要点

个人的临床体会结合国内外相关指南,痛风须具备两个标准:(1)任何部位的骨关节/滑囊疼痛(常见踇指跖骨)、肿胀、发红或压痛(尤其是不能触摸的疼痛)至少发作一次。(2)在任何部位的骨关节/滑囊中发现尿酸盐结晶/痛风石。符合上述两个标准即可明确诊断痛用。如果接诊的患者没有发现尿酸盐结晶/痛风石,则至少须具备以下5条中的3条。① 炎症反应在24 h内达高峰。② 高尿酸血症;③ 不对称关节内肿胀(需X线检查结果证实,基层医院均可满足)。④ 关节炎发作时关节液微生物培养阴性(需实验室检查结果证实)。⑤ 局部超声显示双轨征等。

### 四、高血压合并痛风的治疗

高血压合并痛风患者,特别是老年患者(年龄≥65岁),在降压药物的选择上应非常慎重,很多降压药会影响尿酸生成和排泄,导致血尿酸水平进一步增高,甚至诱发痛风性关节炎。高血压合并痛风的治疗包括非药物治疗和药物治疗。

(1) 高血压合并痛风的非药物治疗。最重要的还是要注意饮食结构的合理性,也就是注意低嘌呤饮食(上期我们已经介绍过),戒烟、酒(特别是啤酒及烈性酒),肾功能正常的患者不限制豆制品、咖啡及巧克力的食用。在痛风发作的急性期,患者要绝对卧床休息,抬高患肢,冰敷局部,这样做可以明显缓解疼痛及减少关节滑液的分泌疼痛,待缓解72 h后方可恢复活动。

(2) 高血压合并痛风的药物治疗。急性发作期的药物治疗主要采取以下方法。① 降压治疗:停用一切利尿剂,选用有利于降尿酸的降压药,如血管紧张素Ⅱ受体拮抗剂(氯沙坦钾、缬沙坦等)和钙离子阻滞剂(苯磺酸氨氯地平、硝苯地平等),特别要注意停用含有利尿剂的复方降压制剂。② 痛风治疗:非甾体抗炎药(如非选择性吲哚美辛及选择性环氧化酶-2抑制剂塞来昔布等)均可有效缓解急性痛风;小剂量秋水仙碱(1.0～1.5 mg/d)是治疗急性痛风发作的传统药物;短程糖皮质激素(激素)对治疗急性痛风有明显疗效,通常用于不能耐受非甾体抗炎药和秋水仙碱或肾功能不全者。间歇期的药物治疗:长期应用降尿酸药物,以预防痛风发作及溶解痛风石(同上期)。

### 五、病例分析(26)

患者,男,68岁,因"头痛、头晕伴右足跖趾关节剧烈疼痛8 h"就诊。前一晚进食啤酒和海鲜后,自觉周身不适,两小时后突感头晕、头痛伴右足跖趾关节难以忍受的剧痛,自行服用感冒药(具体不详),症状持续不缓解并渐趋加重。既往高血压病史10年,两年来在社区医院规律服用阿司匹林、氯沙坦钾氢氯噻嗪等,自测血压多在正常范围。

查体:急性痛苦病容,血压为160/100 mmHg,双肺呼吸音粗,未闻及干湿性啰音。心率为86次/分,律齐,腹部无明显阳性体征,双下肢不肿,右足第一跖趾关节红、肿(明显肿胀)、热、痛症明显,特别是局部畏惧触摸。

相关辅助检查:肝、肾功能正常,血尿酸为580.7 μmol/L(9.8 mg/dL);血沉为35 mm/h;心电图显示窦性心律,心率为80次/分,ST-T非特异性改变。

诊断:急性痛风性关节炎(累及右侧第一跖趾关节)、高血压病、高尿酸血症。

治疗:(1) 因患者拒绝关节腔穿刺,行局部超声和X线检查。(2) 进食低嘌呤食物,戒酒(特别是啤酒),饮水量达2 000 mL/d。(3) 每日服用降压药氯沙坦钾50 mg及苯磺酸氨氯地平 5 mg。(4) 局部持续冰水冷敷,口服秋水仙碱,首剂 0.5 mg,2 h 后服用 0.25 mg(当日不超过 2 mg),症状缓解后剂量改为 0.25 mg/d,连续 5 天。(5) 服用泼尼松 20 mg/d,连续 3 天。(6) 第二天症状基本消失,复诊测血压为 150/90 mmHg,心率为 90 次/分,律齐,X 线显示不对称关节内肿胀。(7) 调整秋水仙碱剂量,以 0.25 mg/d 维持,停服激素。(8) 两周后复查病情平稳,血压为 136/80 mmHg,心率为 80 次/分,律齐。(9) 每日加服别嘌醇 50 mg 及苯溴马隆 25 mg。随访两年中,一直坚持低嘌呤饮食,绝对戒烟、酒,微量调整用药,血压、心率及血尿酸水平基本控制在理想范围。

**点评:** 本例患者发作痛风可能与长期服用阿司匹林及利尿剂有关,诱因是啤酒和海鲜。痛风急性发作时,激素的副作用使血压未能降至正常水平,但在安全范围内。治疗的关键是尽快缓解痛风症状。服用小剂量秋水仙碱,治疗效果很好(特别是对老年患者)。

(施 诚 张 麟)

# 30 顽固性(难治性)高血压治疗新进展

## 一、难治性高血压的定义

诊断难治性高血压最重要的前提是,患者确实在完全改善生活方式的基础上,排除继发性,应用可耐受的3种或3种以上降压药(包括利尿剂)四周以上,收缩压≥140 mmHg和(或)舒张压≥90 mmHg,或服用4种或4种以上降压药物,才可能有效地控制血压。

## 二、难治性高血压的流行病学

早在20世纪60年代,国内外学者发现有一些高血压患者的血压非常难以控制,故提出了"难治性高血压"的临床现象。中国医学科学院阜外医院刘力生教授在发现大动脉炎的同时就提出了"难治性高血压"的临床概念。2008年美国的ACCOMPLISH试验发现,无论是否合并糖尿病,血压未达标者(血压≥140/90 mmHg)为26%;西班牙一项临床结果发现,难治性高血压占正在接受治疗的高血压患者的12.2%;中国的HOT-CHINA研究显示,研究人群中难治性高血压占1.9%;2015年中国居民营养与慢性病状况报告显示,我国成人高血压患病率为25.2%,其中有8%~20%为难治性高血压;在我门诊随访15年的156例高血压患者中,有4例难治性高血压(2.6%),分别为大动脉炎2例、肾动脉狭窄及原发性醛固酮增多症各1例(图30-1)。

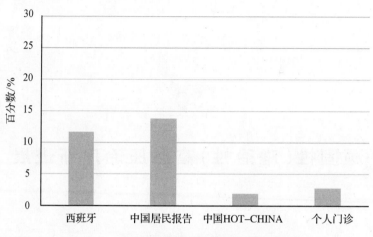

图30-1 难治性高血压在高血压患者中的比例

### 三、难治性高血压的新进展

1. 更加重视生活方式的严格管理。国内外均有研究证实,良好的生活习惯确实有助于血压达标或降至理想水平。不良的生活习惯如高盐饮食、肥胖、烟酒嗜好、精神焦虑、睡眠差等,会加大降压难度。个人首次接诊的高血压患者中,有90%以上的患者不重视生活方式的改变。在这里,非常希望患者尊重生命,从自身做起,医生只是您健康生命的协助者,绝不是捍卫者,更不是救命者。

2. 药物治疗进展。目前有三种新药可用于难治性高血压的治疗。(1)脑啡肽酶抑制剂(沙库巴曲缬沙坦钠,LCZ696):在我国已经上市,主要是由血管紧张素受体拮抗剂(缬沙坦)与脑啡肽酶抑制剂前体(AHU377)对等结合的复合物。分别拮抗肾素-血管紧张素-醛固酮受体系统与脑啡肽酶系统活性,前者抑制血管收缩,后者增强血管舒张,两者协同可能产生更理想的降压效果。(2)新型醛固酮受体拮抗剂依普利酮:可用于对螺内酯不耐受的患者。(3)内皮素受体拮抗剂达卢生坦(Darusentan):我国目前仅限于动物实验,是选择性内皮素α受体拮抗剂,有强烈的血管扩张作用,对顽固性高血压患者可能是一种新的选择。我国相关研究资料比较少,国外的研究结果显示有降压作用,但副作用如水肿、乏力比较明显,应引起我们的高度重视。

3. 非药物治疗进展。主要包括四种治疗方案。(1)介入治疗:主要包括经导管去肾交感神经术及颈动脉压力感受器刺激。①经导管去肾交感神经术,主要机理是肾交感神经传入纤维的过度激活使中枢交感神经系统的活性增强,全身交感神经活性亢进,肾上腺素释放增加,引起肾脏、心脏和血管等靶器官的结构和功能改变,周而复始导致血压的持续高水平;反过来肾交感神经传出纤维的过度兴奋也可产生和分泌过多的去甲肾上腺素,使肾血管收缩→肾血流量下降→肾脏和全身RAAS分泌增加,周而复始导致血压进一步升高,加大降压难度。②颈动脉窦压力感受器刺激装置植入术:通过刺激颈动脉压力感受器,提升迷走张力,从而使血压和心率下降,期望达到有效降压的目的。上述两种介入治疗在临床是否真正获益?短期有效还是长期有效?性价比如何?这些问题仍存在很大争议,需要中国自己的临床数据来证实。目前而言,上述两种介入治疗不应也不会常规用于临床,但需要相关专业人员经临床的各种治疗和筛查后,在真正的难治性高血压患者中,谨慎选择,适时介入,仔细观察并及时总结。(2)手术治疗:主要包括三种手术方法。① 微血管减压术:主要针对三叉神经痛源性的高血压,属于探查性手术,将可能产生神经压迫的血管或(和)蛛网膜条索松解,将其用Teflon垫片与神经根分离,达到降压的目的。② 髂动静脉吻合术:由于动脉血管顺应性差是引发高血压机制之一,理论上应用动静脉吻合术将下肢静脉血管床并入动脉系统,可能改善大动脉与小动脉的顺应性,进而达到有效降压的目的。2015年《柳叶刀》杂志刊登了一篇论文,认为髂动静脉吻合术的降压效果明显优于单纯药物治疗,国内目前没有类似研究报告,需要进一步临床验证。③ 脑深部电刺激术:在治疗中风后疼痛综合征的同时,伴随着血压的下降和压力感受器的敏感性增加,目前该方法还没有在临床应用,但为临床治疗难治性高血压提供了一个新的思路。(3)降压治疗仪:目前只有以色列设计的"雷帕特降压仪",主要机理是通过诱导患者减慢呼吸频率,使外周血管张力下降,从而使血管阻力下降,最终达到血压下降的目的。(4)高血压疫苗:基于免疫反应参与高血压的病理机制,日本学者研发了高血压疫苗,主要针对人体的RAAS。第一阶段的结果肯定了疫苗的安全性及有效性,第二阶段小样本结果显示晨起血压下降明显,有待临床进行大规模的研究,以便进一步评价疫苗的安全性和有效性。

**点评:** 目前临床都比较重视难治性高血压的非药物治疗。个人体会最重要的是难治性高血压的准确诊断(图30-2),一定要注意患者生活方式是否确实改变,继发性高血压是否可排除等。目前还没有足够证据,证明非药物治疗难治性高血压的有效性和安全性,包括现在比较热门的肾交感神经消融术的两个随机对照试验结果均为阴性,但这为治疗难治性高血压提供了新的思路及方法,需要在临床中继续摸索。

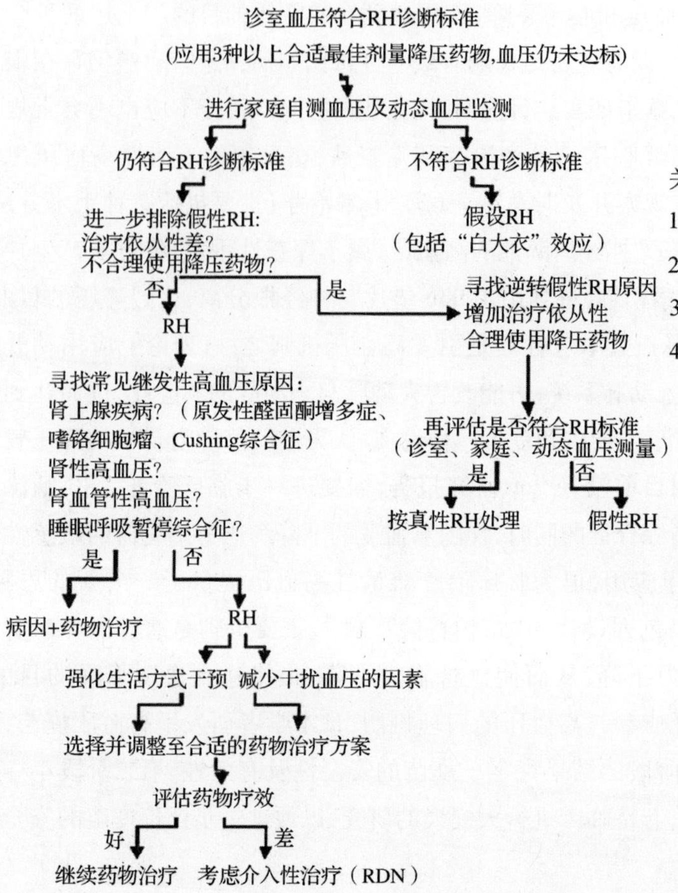


关键问题:

1. 生活方式强化并达标吗?
2. 继发性高血压排除了吗?
3. 药物治疗足够及合理吗?
4. 非药物治疗的必要性、安全性及可行性的评估。

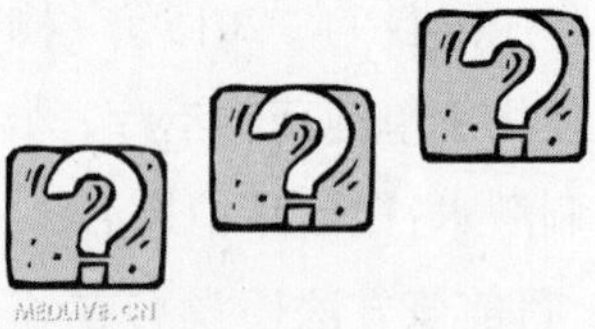


图 30-2 诊疗流程

(施 诚 马志强)

# 31 高血压合并高脂血症及病例分析(27)

## 一、高血压合并高脂血症的流行病学

2017 年的最新调查显示,我国高血压患者中,合并高脂血症的比例大约为30%。在本人门诊的 156 例高血压患者中,合并高脂血症者 66 例(42%)。高血压合并高脂血症的最大临床意义有两点:(1)加速全身动脉粥样硬化的发生发展,进而导致动脉硬化性心血管疾病,如冠心病等;(2)流行病学研究已经证实,随血压水平升高,动脉硬化性心血管疾病风险显著升高,若同时合并胆固醇水平升高,风险将进一步增加(此时 1 + 1 > 2)。

## 二、血脂正常值及高脂血症诊断标准(请参考图 31-1 的危险分层)

常规实验室血脂正常值:(1) 总胆固醇(TC)低于 5.20 mmol/L(200 mg/dL)正常,高于 5.72 mmol/L (220 mg/dL) 异常,介于 5.20 mmol/L(200 mg/dL) ~ 5.72mmol /L(220 mg/dL)临界。(2) 低密度脂蛋白胆固醇(LDL-C)低于 3.12 mmol/L(120 mg/dL)正常,高于 3.64 mmol/L(140 mg/dL)异常,介于 3.12 mmol/L (120 mg/dL) ~ 3.64 mmol/L(140 mg/dL)临界。(3) 高密度脂蛋白胆固醇(HDL-C)高于 1.04 mmol/L(40 mg/dL)正常,低于 0.91 mmol/L(35 mg/dL) 异常,介于 1.04 mmol/L (40 mg/dL) ~ 0.91 mmol/L(35 mg/dL)临界。(4) 甘油三酯(TG)正常范围为 0.56 mmol/L(50 mg/dL) ~ 1.70 mmol/L(150 mg/dL),低于 0.56 mmol/L(50 mg/dL) 或高于1.70 mmol/L 150 mg/dL 为异常。

注:TC、LDL-C、HDL-C 中 1mmol/L≈38.5 mg/dL;TG 中 1mmol/L≈88.6 mg/dL。

高脂血症诊断标准:TC >5.72 mmol/L (220 mg/dL);LDL-C >3.64 mmol/L(140 mg/dL);HDL-C <0.91 mmol/L(35 mg/dL);TG >1.70 mmol/L(150 mg/dL)。

符合下列任意条件者,可直接列为高危或极高危人群:
- 极高危:ASCVD 患者
- 高危:(1) LDL-C≥4.9 mmol/L 或 TC≥7.2 mmol/L
  (2) 糖尿病患者1.8 mmol/L≤LDL-C<4.9 mmol/L(或)3.1 mmol/L≤TC<7.2 mmol/L 且年龄≥40 岁

↓ 不符合者,评估10年ASCVD 发病危险

| 危险因素个数* | 血清胆固醇水平分层(mmol/L) | | |
|---|---|---|---|
| | 3.1≤TC<4.1(或)1.8≤LDL-C<2.6 | 4.1≤TC<5.2(或)2.6≤LDL-C<3.4 | 5.2≤TC<7.2(或)3.4≤LDL-C<4.9 |
| 无高血压 0~1个 | 低危(<5%) | 低危(<5%) | 低危(<5%) |
| 2个 | 低危(<5%) | 低危(<5%) | 中危(5%~9%) |
| 3个 | 低危(<5%) | 中危(5%~9%) | 中危(5%~9%) |
| 有高血压 0个 | 低危(<5%) | 低危(<5%) | 低危(<5%) |
| 1个 | 低危(<5%) | 中危(5%~9%) | 中危(5%~9%) |
| 2个 | 中危(5%~9%) | 高危(≥10%) | 高危(≥10%) |
| 3个 | 高危(≥10%) | 高危(≥10%) | 高危(≥10%) |

↓ ASCVD10 年发病危险为中危且年龄小于55岁者,评估余生危险

具有以下任意2项及以上危险因素者,定义为高危:
- 收缩压≥160 mmHg 或舒张压≥100 mmHg
- 非-HDL-C≥5.2 mmol/L(200 mg/dL)
- HDL-C<1.0 mmol/L(40 mg/dL)
- BMI≥28 kg/m$^2$
- 吸烟

注:* 包括吸烟、低HDL-C及男性≥45岁或女性≥55岁。慢性肾病患者的危险评估及治疗请参见特殊人群血脂异常的治疗。ASCVD:动脉粥样硬化性心血管疾病;TC:总胆固醇;LDL-C:低密度脂蛋白胆固醇;HDL-C:高密度脂蛋白胆固醇;非-HDL-C:非高密度脂蛋白胆固醇;BMI:体重指数。1mmHg=0.133kPa

**新的标准建议(供参考):**

在 LDL-C 浓度大于 130 mg/dL 时开始给予药物治疗,以 LDL-C 浓度小于 100 mg/dL 为治疗目标。如果未来发生心、脑血管疾病的风险很高,应该更早地给予药物治疗和采取更严格的治疗目标。低浓度 HDL-C(小于 40 mg/gL)为致冠心病的一项危险因素。

个人观点还是希望医生既要参考指南,又要综合患者实际情况,制订个体化治疗方案!

**图 31-1 高脂血症诊断标准及危险分层**

## 三、高血压合并高脂血症的治疗

1. 非药物治疗:患者一定要注意非药物治疗的重要性。必须知道非药物治疗是药物治疗的有效前提。非药物治疗包括坚持低盐、低脂、低糖饮食,戒烟、酒;进行能力范围内的体力活动;将体重指数控制在正常范围内;保持开朗向上的乐观态度。

2. 降压药的选择:从药理学的角度,有些降压药对血脂水平有一定的影响,如常规剂量利尿剂可使 TC、LDL-C 和 TG 水平升高;β 受体阻滞剂可能增加甘油三酯水平。对本人

门诊的 156 例高血压患者临床观察 15 年,发现患者只要重视非药物治疗(关键问题是多数患者并不重视),小剂量的利尿剂和 β 受体阻滞剂不会影响血脂水平。当患者血压是主要矛盾的时候,应以降压为主,兼顾调脂。

3. 调脂药的选择:目前没有发现常用的六种调脂药与血压升高有关,但个别(如普罗布考等)可能与心律失常相关。因此,临床一定要仔细观察患者用药后的任何不良反应。

常用的六种调脂药为:(1) 他汀类药物,也称为三甲基戊二酰辅酶 A(HMG-CoA)还原酶抑制剂(如辛伐他汀等),是胆固醇生物合成酶的抑制剂,是细胞内胆固醇合成限速酶。其副作用为会引起胃肠反应、头痛、出现皮疹甚至会引起肌肉毒性。(2) 贝特类(如非诺贝特等),用于高甘油三酯血症或以甘油三酯升高为主的混合型高脂血症。其副作用为会引起胃肠不适、腹泻甚至肝损害。(3) 烟酸又名尼克酸,也称为维生素 B3 或维生素 PP,系水溶性维生素。主要用于单纯性高甘油三酯血症或伴有轻度胆固醇增高患者。其副作用为很多患者对大剂量烟酸的不耐受、出现消化道症状及颜面潮红等。(4) 胆酸螯合剂,也称为胆酸隔置剂(如考来替泊等)。其副作用为会引起胃肠反应、恶心、便秘或腹泻、头痛甚至肠梗阻等。(5) 胆固醇吸收抑制剂(如依折麦布等),主要通过抑制肠道内饮食和胆汁中胆固醇的吸收,以达到降低血脂的目的。其副作用为肝损伤甚至肌痛等。(6) 普罗布考,用于高胆固醇血症。其副作用为会引起胃肠道不适、血管神经性水肿甚至心电图 Q-T 间期延长、室性心动过速、血小板减少等。

### 四、病例分析

门诊患者,女,60 岁,高血压病史 12 年,前一周生化检查发现血脂明显增高。发现高血压以来(最高 180/100 mmHg)伴头痛及头晕,近年来规律在社区医院服用苯磺酸氨氯地平和酒石酸美托洛尔,血压控制在理想水平。一周前在社区医院生化检查结果:TC 为 6.36 mmol/L;LDL 为 4.45 mmol/L;TG 为 4.80 mmol/L。

查体:血压为 136/82 mmHg,双肺呼吸音粗,未闻及干湿性啰音。心率为 60 次/分,律齐,腹部无明显阳性体征,双下肢不肿。辅助检查:心电图显示窦性心律,心率为 60 次/分,Ⅰ度房室传导阻滞,ST-T 非特异性改变。肝、肾功能正常,血脂水平同上。

诊断:高血压病、高脂血症(混合型)、Ⅰ度房室传导阻滞。

治疗:(1) 严格要求患者自觉进行非药物治疗。(2) 要求患者每日服用降压药氯沙坦钾 25 mg 及苯磺酸氨氯地平 5 mg,将酒石酸美托洛尔的剂量由原来的 50 mg/d 减为 25 mg/d。(3) 给予调脂药辛伐他汀 10 mg(周一、三、五、日每晚服用)和非诺贝特 20 mg(周二、四、六服用)。(4) 患者于两周后复查,无不良反应,血压为 130/80 mmHg,心率为 64 次/分,律齐。将酒石酸美托洛尔减为 12.5 mg/d,将辛伐他汀增加为 20 mg/d,要求患者周一、三、五、日每晚服用。(5) 患者于八周后复查,血脂较前下降:TC 为 5.82 mmol/L;LDL 为 3.67 mmol/L;TG 为 2.80 mmol/L。随访五年中,患者坚持非药物治疗,配合降压药和调脂药的优化组合(如将酒石酸美托洛尔逐渐减量至停服,房室传导阻滞消失;当胆固醇降至正常时,可将辛伐他汀减为 10 mg/d 或 5 mg/d 甚至停服一段时间),患者血压、心率及血脂均在正常或微调范围。个人体会:慢病慢治是原则,微量调整讲技巧,病人耐受为前提。

**点评:**类似本病例的患者临床上很常见,个人认为,对高血压合并高脂血症,首先要让患者清楚自身的非药物治疗是医生用药有效的重要前提,医生有权力也有义务要求和知会患者全程配合医生。只有这样,治疗才能取得事半功倍的效果。

(罗英饰　张　麟)

# 家族性高胆固醇血症研究新进展

## 一、家族性高胆固醇血症的定义及特征

家族性高胆固醇血症(Familial Hypercholesterolemia，FH)是一种遗传性高脂蛋白血症，从遗传学的角度解释，家族性高胆固醇血症是一种常染色体显性遗传性疾病，其次为多基因遗传。父母任何一方均可遗传给男女后代，杂合子的父母至少一个是该病患者，而纯合子的双亲必定都是患者，其特征为LDL-C水平显著升高，多超过6.1 mmol/L，几乎都伴有不同程度的肌腱黄色瘤和早发冠心病(图32-1)。

## 二、主要病理机制

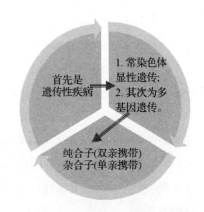

图32-1 家族性高胆固醇血症的遗传性

在我们了解家族性高胆固醇血症发病机制前，要先知道正常人血脂的代谢过程，细胞外的LDL-C复合体，通过细胞膜正常的LDL受体，进入细胞内，然后LDL被降解，胆固醇被细胞代谢利用；LDL受体本身一部分也被降解，一部分重新回到细胞膜，开始下一个循环，周而复始保持着正常人体的血脂代谢过程。

家族性高胆固醇血症主要病因是患者特异性的LDL受体数目显著减少或根本没有，直接导致细胞对血循环中LDL-C的清除能力极度下降甚至缺失，大量胆固醇不能进入细胞内，堆积在细胞外的胆固醇越来越多，引起血循环中LDL-C水平的过度积累，最终导致全身性疾病。根据LDL受体的数目，主要病理机制分两种类型：

(1) LDL受体缺失：通常为纯合子型家族性高胆固醇血症，在临床上比较罕见，发生率仅为百万分之一。这类患者由于从父母处各遗传获得一个异常的LDL受体基因，所以患者几乎没有正常的能转运胆固醇的LDL受体，血清总胆固醇水平很高，一般为18.1~31.1 mmol/L。随着年龄的增长，患者可以在身体的许多部位发生黄色瘤。大多数患

者在40岁以前就有严重而广泛的动脉粥样硬化,常累及冠状动脉、颈动脉、髂动脉、股动脉等。只见过一例7岁男性儿童,死于急性大面积心肌梗死,纯合子患者不经治疗多活不过30岁。以往认为纯合子发病率为百万分之一,近年随着分子生物学技术的普及与提高,诊断率也明显提高,一般认为发病率可能为1/300 000~1/160 000。

（2）LDL受体部分缺失功能异常:通常称其为杂合子型家族性高胆固醇血症,患者LDL受体数目仅为正常数目的一半,故其血清总胆固醇水平较正常人明显升高,但多低于纯合子患者,大部分患者血清总胆固醇水平最终可达9.1~12.9 mmol/L,也可伴有不同部位的黄色瘤。患者病情虽不及纯合子那么凶险,但也常常过早发生冠心病,男性患者通常在40~50岁出现冠心病症状,女性患者多在绝经后出现,大约比男性迟10年发生。

### 三、中国家族性高胆固醇血症流行病学

最新的资料来源于2017年9月8日至11日,在"第十二届国际罕见病与孤儿药大会暨第六届中国罕见病高峰论坛"会上,交流了北京阜外心血管病医院2016年的一项研究,该研究报道了中国心肌梗死患者家族性高胆固醇血症的检出情况,共纳入1 843例急性心肌梗死患者。结果显示:家族性高胆固醇血症的发病率为3.9%,早发心肌梗死患者（男性<55岁,女性<60岁）的家族性高胆固醇血症的检出率为7%。因此,临床见到早发心肌梗死患者时,要高度怀疑家族性高胆固醇血症的可能（多见于杂合子的LDL受体部分缺失或功能异常）,特别要注意儿童期发病的患儿更可能是纯合子的LDL受体缺失。另一项研究纳入8050例行冠状动脉造影的患者,进行了家族性高胆固醇血症相关基因表型的研究,结果显示家族性高胆固醇血症发病率为3.5%,其中近一半（49.6%）患者存在基因突变。

### 四、目前存在的主要问题

目前最大的问题是我国被诊断为家族性高胆固醇血症的患者中只有1.4%的患者在使用调脂治疗,且没有患者LDL-C小于2.6 mmol/L。个人分析原因主要有两点:（1）患者确实没有很好地进行调脂治疗;（2）关键在于调脂药物并不能解决LDL受体缺失的问题。值得注意的另一个问题就是家族性高胆固醇血症的心血管事件发生率比一般人高20倍以上!

### 五、诊断标准

2018年发表于《中华心血管病杂志》的一篇关于家族性高胆固醇血症筛查与诊治中国专家共识的文章,建议成人符合下列标准中的两项即可诊断:（1）未接受调脂药物治疗的患者血清LDL-C水平≥4.7 mmol/L。（2）有皮肤/腱黄色瘤或45岁以下有脂性角膜弓。（3）一级亲属中有家族性高胆固醇血症或早发动脉硬化心血管疾病,特别是冠心病

患者。儿童诊断标准为未治疗的血清LDL-C水平≥3.6 mmol/L且一级亲属中有家族性高胆固醇血症或早发冠心病患者(图32-2)。

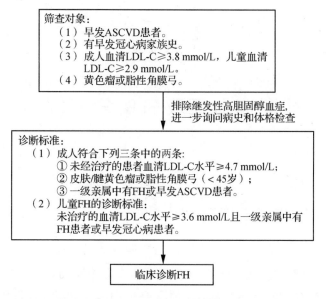

图32-2 诊断标准(流程图)

## 六、治疗目标及方法

1. 治疗目标:将各项指标降至正常水平,至少将血清LDL-C水平降至治疗前的50%。

2. 改变不良生活方式:控制体重、戒烟酒、进食低胆固醇饮食、适当运动等。

3. 治疗路径:(1)使用最大耐受剂量的强效他汀类药物。(2)联合治疗:他汀类药物联合胆固醇吸收抑制剂依折麦布是联合治疗的首选推荐。(3)前蛋白转化酶枯草溶菌素9型(PCSK9)抑制剂依洛尤单抗(evolocumab)等:可以加强对LDL-C的清除能力,每月注射一次即可,中国目前还没有上市。(4)脂蛋白血浆置换:若药物联合治疗效果欠佳可考虑血浆置换。血浆置换主要用于HoFH(纯合子家族性高胆固醇血症)患者,对伴有冠心病的高危HeFH(杂合子家族性高胆固醇血症)患者或对他汀类药物不耐受或药物治疗下血清LDL-C水平仍较高的HeFH患者也可采用。(5)肝脏移植和外科手术:通过肝移植纠正肝细胞上LDLR、ApoB等基因的分子缺陷。(6)基因治疗:该方法尚处于实验探索阶段。

**点评**:目前我国防治家族性高胆固醇血症的关键是提高该病的知晓率、诊断率和治疗率。

(罗英饰 卫任龙)

# 儿童高血压及病例分析(28)

## 一、儿童高血压的定义及特征

关于儿童高血压,目前中国还没有自己的数据定义,仍采用2004年美国儿童青少年工作组对儿童高血压的百分位法定义:3次或3次以上不同时点平均收缩压和(或)舒张压大于等于同性别、年龄和身高儿童血压的第95百分位。同时建议将儿童高血压分为正常高值血压、1级血压、2级血压。正常高值血压介于第90~95(不含95)百分位或血压大于等于120/80 mmHg。1级血压介于第95~99百分位加5 mmHg。2级血压大于第99百分位加5 mmHg。儿童高血压最重要的特征:不同年龄段有不同的血压分布特征。上述诊断标准很容易给临床诊断带来困惑,但在实际工作中掌握了各年龄段的正常血压值,就会很容易理解上述定义。

## 二、各年龄段血压正常值及特征

为方便工作,现提供一份简单的各年龄段的血压正常值供临床参考(图33-1),由图可发现13岁以上的少儿血压基本在成人的正常低、中限或接近正常人;13岁以下的儿童血压大多在110/75 mmHg左右;学龄前儿童血压大多在100/60 mmHg左右,以上仅供参考!

| 年龄 | 收缩压 | 舒张压 |
|---|---|---|
| 成年人 | 90~140 mmHg | 60~90 mmHg |
| 新生儿 | 40~70 mmHg | 30~34 mmHg |
| 1~6个月 | 70~100 mmHg | 30~45 mmHg |
| 7~12个月 | 90~105 mmHg | 35~45 mmHg |
| 1~2岁 | 85~105 mmHg | 40~50 mmHg |
| 2~7岁 | 85~105 mmHg | 55~65 mmHg |
| 7~12岁 | 90~110 mmHg | 60~75 mmHg |
| 13~18岁 | 90~135 mmHg | 60~80 mmHg |

简易算法：

1岁以上收缩压等于（80+2×年龄）mmHg，舒张压为收缩的2/3，如果高于此标准20mmHg以上，就需要考虑高血压，低于此标准20 mmHg以下，则为低血压。

**图 33-1　各年龄段血压正常参考值**

2016年中国心血管病报告《中国儿童高血压现状及变化趋势》显示中国学龄儿童高血压患病率为14.5%，其特征：(1)随着年龄的增长呈现上升趋势；(2)男生患病率高于女生；(3)儿童高血压患病率从1991年的7.1%持续上升至2009年的13.8%，年平均上升率为0.47%。

## 三、儿童高血压的五大影响因素

1. **遗传因素**：有研究发现，儿童高血压表现出明显的家族遗传倾向，遗传倾向在婴儿期即可察觉。高血压儿童兄弟姐妹的血压显著高于正常儿童兄弟姐妹的血压。中国学者赵仁兵等随机对贵阳市区7所中、小学8~17岁的7 963名学生进行调查，发现有家族史的儿童高血压发病率为5.87%，无家族史的儿童高血压发病率为4.77%，两者间有显著性差异。

2. **超重与肥胖**：2010年对全国学生的体质与健康进行调研，发现体重指数、腰围和腰围身高比的Z值每上升1个单位，高血压患病的风险增加1.61~1.72倍。另有广州对7 203名血压水平正常的儿童进行4年随访，发现儿童高血压平均发病率随着体重指数的升高而增加，调整年龄、性别和基线血压水平等因素后，超重及肥胖儿童的高血压年平均发病率分别是正常体重儿童的1.31及1.82倍。

3. **早产儿**：孕周大于28周并小于37周儿童的高血压患病风险比足月儿童高46%，这个数据很惊人。

4. **出生体重**：我国台湾学者的研究发现，出生体重小于2 600 g组儿童高血压的患病风险是出生体重3 000~3 542 g组儿童的1.16倍。

5. **睡眠不足**：有研究发现，在青春期启动前，睡眠不足组高血压的患病率明显高于睡眠充足组高血压的患病率(儿童睡眠充足的定义：7~12岁学生睡眠时间≥9 h，13~15岁

≥8 h,16~18岁≥7 h,否则为睡眠不足)。

### 四、儿童继发性高血压常见病因

目前我国没有关于儿童高血压的流行病学普查资料,只有北京儿童医院和吉林白求恩第一医院分别对2003—2007年和2002—2012年期间以出院诊断为高血压的病例进行的回顾性分析资料,结果发现:继发性高血压占住院儿童高血压的一半以上,而且年龄低于原发性高血压儿童。

北京儿童医院的研究发现,继发病因主要包括五大类:肾源性疾病;内分泌性疾病;心血管系统疾病;中枢系统疾病;其他如感染、压力大等。

### 五、治疗

1. 非药物治疗:基本同成人高血压,要进行规律的体育活动,饮食中要富含新鲜蔬菜、水果、纤维素,低脂饮食,限制盐的摄入。
2. 药物治疗六大指征:(1)儿童高血压2级;(2)继发性高血压;(3)有临床症状的高血压;(4)有高血压靶器官损害;(5)合并1型或2型糖尿病;(6)经非药物治疗血压仍持续升高者。
3. 药物治疗原则:个人体会依次选择小剂量利尿剂、转换酶抑制剂或受体拮抗剂、钙离子拮抗剂。
4. 继发性高血压首先是针对病因的治疗。

### 六、病例分析

门诊患者,男,14岁,发现血压高3年,先后在协和医院、北京儿童医院就诊并住院,经多方面的检查,基本排除继发性高血压的可能,肝肾功能及血脂水平正常。无明确高血压家族史,近一周因升学考试,自测血压为160/100 mmHg,不伴头晕及其他不适。

查体:超重体型(体重指数为26.8 kg/m$^2$),血压为160/106 mmHg,双肺呼吸音粗,未闻及干湿性啰音。心率为86次/分,律齐,腹部无明显阳性体征,双下肢不肿。辅助检查:未见明显异常。

诊断:儿童高血压病(2级),继发性高血压待排除。

治疗:(1)严格要求患者坚持非药物治疗;(2)服用降压药呋塞米及螺内酯各10 mg/d、苯磺酸氨氯地平2.5 mg/d;(3)患者于两周后复查,无不良反应,血压为140/90 mmHg,心率为76次/分,律齐;(4)八周后血压为136/84 mmHg,心率为72次/分,律齐;(5)随访两年中,患者坚持非药物治疗,体重指数下降至正常,为23.4 kg/m$^2$;(6)患者血压、心率及血脂均在正常范围,但有一次生化检查发现血糖水平在正常低限,高度提示患者处于发育期,低盐、低糖、低脂饮食适可而止;(7)尽管就诊时的所有检查项目未见异常,但仍应严密观察,不能排除继发性高血压的可能性。

**点评:**我国儿童高血压发病率呈逐年上升趋势,建议进行大范围乃至全国儿童高血压的流行病学调查,制定适合我国儿童高血压的诊断标准,对儿童高血压做到早诊断、早治疗、早控制,这对降低我国成人高血压的发病率、患病率、控制率有非常重要的意义。

(罗英饰　张　麟)

# 34

# 同型半胱氨酸与相关疾病的研究进展

## 一、同型半胱氨酸的定义

同型半胱氨酸（homocysteine，Hcy）是人体内所含硫氨基酸（主要是蛋氨酸和半胱氨酸）在代谢过程中产生的一个非常重要的中间产物。目前的研究认为，同型半胱氨酸并不参与蛋白质的合成。同型半胱氨酸的发现者是美国生物化学家文森特·迪维尼奥（Vincent du Vigneaud），1931年他从膀胱结石中分离出同型半胱氨酸并于1932年首次做了报道；但他研究的重点是催产素的分子结构与人工合成，1953年文森特·迪维尼奥首次人工合成了蛋白质激素（即催产素），后又合成了加压素，并因此荣获1955年的诺贝尔化学奖。

## 二、同型半胱氨酸的研究历史

1. 1931年，文森特·迪维尼奥从膀胱结石中分离出同型半胱氨酸。

2. 1962年，美国的Gerritsen和北爱尔兰的Carson分别描述了一种遗传性疾病——同型半胱氨酸尿症。

3. 同期Cars和Neil的研究首次证实儿童同型半胱氨酸尿症是一种遗传性疾病。

4. 1964年，Harvey Mndd等发现同型半胱氨酸尿症病因与β-胱硫醚合成酶的缺失有关。

5. 1969年，Mc Cully发表了关于高水平的同型半胱氨酸是导致血管病变的观点，引起学术界的高度重视。

6. 1976年，IcKen首次报道了冠心病患者存在同型半胱氨酸的代谢异常。

7. 1988年，Kaug等发现MTHFR基因与同型半胱氨酸的代谢异常有关。

8. 进入20世纪90年代以后，同型半胱氨酸成为国内外学者研究的热点之一，主要集中在同型半胱氨酸与心、脑及周围血管病的相关性研究，大多数的研究结果认为同型半胱氨酸是心、脑血管疾病的独立危险因素。

9. 最近几年,国内心血管领域最热门的研究结果认为,同型半胱氨酸是高血压的独立危险因素,并有学者将同型半胱氨酸水平升高的高血压患者诊断为 H 型高血压。尽管国内外关于 H 型高血压的诊断有很大争议,但对同型半胱氨酸与多种疾病相关仍达成了共识。

10. 个人认为统计学上的显著相关并不等于是因果关系,相关与因果关系是截然不同的两个概念。

### 三、人体同型半胱氨酸水平分类及影响因素

根据同型半胱氨酸水平,可分四类:正常、轻度、中度、重度(表3)。目前临床相关研究数据表明:重度高同型半胱氨酸血症比较少见,但轻度高同型半胱氨酸血症的发生率占正常人群的5%~7%。

表3 同型半胱氨酸临床分类及影响因素

| 临床分类 | 影响因素 |
| --- | --- |
| 正常:5~15 μmol/L | 遗传因素 |
| 轻度:16~30 μmol/L | 营养因素 |
| 中度:30~100 μmol/L | 药物因素 |
| 重度:>100 μmol/L | 肾功能因素 |

影响人体同型半胱氨酸水平的因素包括四大类。(1)遗传因素:近年的研究发现,亚甲基四氢叶酸还原酶(methylene tetrahydrofolate reductase,MTHFR)基因存在多态性,有多达 10 个左右的突变位点,如常见的 C677T 位点、A1298C 位点等的突变,这些突变可以使酶的活性下降,影响叶酸活化,导致同型半胱氨酸水平升高,进而影响人体多个系统的正常功能。(2)营养因素:因怀孕或其他因素影响胃肠功能,导致摄入不足,尤其是摄入的维生素 B6、B12 及叶酸等摄入不足,可以直接导致同型半胱氨酸的代谢异常。(3)药物因素:临床常用的一些药物如抗癫痫药、避孕药、茶碱类、烟酸及某些抗肿瘤药物可以导致同型半胱氨酸的代谢障碍。(4)肾功能因素:肾脏在同型半胱氨酸的代谢清除中发挥着重要的作用,肾功能正常与否,血循环中的同型半胱氨酸水平是一项重要判断指标。有研究发现,同型半胱氨酸水平甚至比肌酐水平更能反映肾功能状态。

### 四、高同型半胱氨酸与主要相关疾病的关系

1. 高同型半胱氨酸与高血压:中国一项大型流行病学研究结果表明,高水平同型半胱氨酸高血压患者,心血管事件的发生率是正常水平高血压患者的 5 倍,较正常人高出 25~30 倍。

2. 高同型半胱氨酸与脑卒中:有研究发现许多年轻脑卒中患者并没有高血压、糖尿

病、高血脂等传统的危险因素,仅仅与高水平的同型半胱氨酸有关。

3. 高同型半胱氨酸与终末期肾病:终末期肾病患者普遍存在高水平同型半胱氨酸血症,发生率是正常人的30倍以上,尤其是透析的患者,冠心病的发生率比普通人高10~20倍,其原因主要与高水平同型半胱氨酸血症相关,更有学者提出高水平同型半胱氨酸血症是终末期肾病患者发生冠心病的一个独立致病因素。

4. 高同型半胱氨酸与妊娠相关疾病:有研究发现,高水平的同型半胱氨酸血症的孕妇,其发生胎盘血管病变、胚泡毒性导致畸胎、复发性早期流产及妊高征的发生率都显著高于正常水平的孕妇。

5. 高同型半胱氨酸与老年痴呆:美国弗明翰医学研究中心对平均76岁的老年人进行了研究,发现高水平同型半胱氨酸老年人患老年痴呆的危险性比正常水平老年人增加一倍,高水平同型半胱氨酸被认为是老年痴呆的一个重要危险因素。总之,同型半胱氨酸与多种疾病相关,诸如冠心病、高血压、糖尿病、脑血管疾病、动脉粥样硬化、妊娠期高血压综合征、某些肿瘤、骨质疏松、骨折等,应引起临床医生的高度重视。

## 五、高同型半胱氨酸血症治疗

除了原发病的治疗外,叶酸是最能有效地降低同型半胱氨酸水平的首选药物。有研究证实,叶酸合并其他B族维生素治疗并没有收到预期效果。叶酸降低同型半胱氨酸的作用机制主要是通过同型半胱氨酸再甲基化转化为甲硫氨酸起作用。故叶酸干预通过降低同型半胱氨酸水平对相关疾病有一定的治疗和保护作用。

## 六、争议

目前关于同型半胱氨酸最大的争议是"H型高血压"的诊断问题,以及是否要在面粉中添加叶酸以全民防控等。目前国内外均没有达成共识。个人认为,因同型半胱氨酸升高与多种疾病都相关,应该有更多的研究进一步验证后再定夺。

(刘锡燕 李团叶)

# 高血压合并妊娠与妊娠期高血压疾病及病例分析(29)

## 一、高血压合并妊娠的定义及危害

高血压合并妊娠指的是孕妇在怀孕前就有明确的高血压病史,两者之间虽不存在因果关系,但相互间存在有不利因素的相加作用,高血压对孕妇和胎儿可造成一系列不良影响,如早产、难产、产后出血、胎盘早剥、胎儿窒息及围生儿死亡等。

## 二、妊娠期高血压疾病的定义

妊娠期高血压疾病是妊娠与血压升高并存的一组疾病,发生率为5%～12%。包括妊娠期高血压、子痫前期、子痫以及慢性高血压并发子痫前期和慢性高血压合并妊娠。

## 三、高血压与妊娠必须明确的五个诊断概念

1. 妊娠合并慢性高血压:妊娠20周前收缩压≥140 mmHg和(或)舒张压≥90 mmHg(排除滋养细胞疾病),妊娠期无明显加重;妊娠20周后首次诊断高血压并持续到产后12周以后。

2. 妊娠期高血压:血压≥140/90 mmHg,妊娠20周后出现,并于产后12周内恢复正常,尿蛋白阴性;患者产后方可确诊。

3. 子痫前期:妊娠20周后出现血压≥140/90 mmHg,尿蛋白≥300 mg/24 h或随机尿蛋白(+)或无蛋白尿,但合并血小板减少、肝或肾功能损害、肺水肿、新发生的中枢神经系统异常或视觉障碍以上任何一项者。

4. 子痫:子痫前期基础上发生不能用其他原因解释的抽搐。

5. 慢性高血压并发子痫前期:慢性高血压妇女妊娠前无蛋白尿,妊娠20周后出现蛋白尿,或妊娠前有蛋白尿,妊娠后蛋白尿明显增加,或血压进一步升高,或出现血小板减少($<100\times10^9$/L),或出现其他肝、肾功能损害,肺水肿,神经系统异常或视觉障碍等严重表现。

特别要注意:高血压合并妊娠符合上述五种诊断中的任何一种,都建议完善下列相关检查:(1)血液检查;(2)肝、肾功能检查;(3)尿液检查(尿比重、尿蛋白、24 h尿蛋白定量);(4)眼底检查(妊高征时动静脉比例增大,可变为1:2、1:3或1:4,严重者可出现视网膜水肿,絮状渗出,散在出血点或火焰状出血);(5)必要时可进行血流动力监测;(6)心电图、超声心动图、脑CT或MRI、胎心监护、胎盘功能和胎儿成熟度检查等。

## 四、高血压合并妊娠的治疗(仅供参考)

个人体会,关键是要掌握以下三点。(1)比较安全的降压药:所有孕妇服用的降压药应对孕妇自身及胎儿没有影响。首选拉贝洛尔(即柳胺苄心定),该药对α及β肾上腺素能受体有拮抗作用。其优点为降压作用良好,血管阻力降低,肾血流量增加而胎盘血流量无减少,并有促进胎儿成熟、减少血小板消耗和增加前列环素水平等作用。其次为钙离子拮抗剂,它通过扩张外周血管,使血压下降。(2)医生一定要在接诊时,根据病史、体征和辅助化验检查,及时准确诊断孕妇属于哪种类型,对于高血压合并妊娠或者妊娠期高血压,应用上述药物一般都能将血压控制在理想范围。如果确诊为子痫前期或子痫,应住院治疗以应对随时可能发生的意外。(3)更恰当地适时终止妊娠:选择最有利于孕妇和胎儿生命安全并健康的时间点终止妊娠。

## 五、病例分析(29)

会诊孕妇,26岁,停经36周,血压较前明显升高2周,加重1天。患者为第一次妊娠,停经4个月时觉胎动,停经12周建围生期保健卡后,共检查6次,除血压升高(150/100 mmHg)外,其他无异常。1月前出现双下肢浮肿,血压为160/110 mmHg,尿常规检查正常,未遵医嘱用药。入院前一天患者觉头晕、头痛伴极度乏力,当地医院拟诊为妊高征并收住院。患者怀孕前多次体检测血压均≥140/90 mmHg,其父母均为高血压,无癫痫病史。

主要阳性体征及辅助检查:血压为160/110 mmHg,心率为96次/分,律齐,双肺(-),妊娠腹型,肝脾肋下未及,下肢水肿(+++);胎心为140次/分,尿蛋白(+++)。患者对无刺激胎心监护(NST)反应良好,说明胎儿目前宫内情况尚好。其他相关检查未发现明显异常。

诊断:孕1产0孕36周待产左枕前、重度子痫前期。

治疗与关键问题:(1)安静休息,放松心态。(2)适当镇静,予地西泮2.5~5 mg×2/d,拉贝洛尔50 mg×2/d及苯磺酸氨氯地平5 mg/d降压(血压降至140~150/90~100 mmHg即可)。(3)一般情况下,38周胎儿的肺才能发育成熟。本病例孕36周,产科希望应用地塞米松促进胎儿肺成熟后终止妊娠。(4)孕妇服用上述降压药后,血压基本维持在140/90 mmHg左右,并予硫酸镁静脉泵入预防子痫发作。(5)从胎儿发育及孕妇目前的情况考虑,建议观察1~2周后再终止妊娠。(6)和家属充分沟通后,在观察期间,所有相关医护人员尽力尽责,家属及孕妇全面配合,最终在第12天实施剖宫产术。孕妇顺利分娩,产妇和婴儿各项生命指标都在正常范围。

**点评**:临床工作中最难决定的不是明确的"是"抑或"不是"。本例36周子痫前期,孕妇完全符合终止妊娠的所有指征,因期望胎儿肺发育成熟,建议1~2周后再终止妊娠,但12天的时间让产科医护人员感觉很漫长。当看到孩子出生,听到响亮的第一声啼哭时,所有人感到欣慰,感谢小生命顽强、健康地来到这个世界。

(罗英饰 张 麟)

# 36

# 妊娠期高血压血压管理的几个问题

## 一、妊高征孕妇血压监测的两个原则

1. 当收缩压≥160 mmHg 和（或）舒张压≥110 mmHg 时启动降压治疗。妊高征无论是轻、中度高血压还是重度高血压，都需要非常严格地对进行血压监测，并将血压安全降至理想范围。仔细比较各国相关指南，针对急性、重度高血压或急性左心室功能衰竭等，需要积极降压到目标血压范围，即收缩压＜160 mmHg 和（或）舒张压＜110 mmHg，因孕妇此时的脑血管自我调节能力受到影响，只有紧急、安全降压，才有可能预防脑出血和高血压脑病的发生。积极降压的幅度，以平均动脉压（MAP）的 10%～25% 为宜，24～48 h 达到稳定。在会诊中个人的体会是保证重症孕妇的血压在 6 h 之内收缩压较前降低 20% 左右，孕妇既安全，又无明显不适感，仅供大家参考。

2. 血压最好不低于 130/80 mmHg。关于轻、中度高血压的孕妇，如何有效、安全地控制血压，不同国家和学术组织的相关指南存在诸多差异。2013 版美国妇产科医师学会（ACOG）指南建议：当血压小于 160/110 mmHg 时不推荐给予降压药。2015 年中国、加拿大及英国的指南建议：对于轻、中度高血压和子痫前期都可应用降压药，即收缩压≥140 mmHg 和（或）舒张压≥90 mmHg 的孕妇可酌情应用降压药，主要目的是避免发生母胎严重并发症，延长孕周。关键的问题是要严密观察孕妇的不良反应，随时调整剂量，力求平稳降压至安全范围，血压不低于 130/80 mmHg，以确保子宫胎盘血流灌注。

## 二、降压药应用四大原则

目前在降压药的选择方面，世界各国不同地区、不同医院及不同的医生所习惯并熟悉的抗高血压药物也不同。2015 年中国妊娠期高血压疾病诊治指南中比较详细地列出了国内常用降压药，以供临床医生选择，没有一线药物或二线药物之分，但有明确的降压药应用四大原则：（1）首选口服降压，选择对肾脏和胎盘-胎儿影响小、平稳降压的药物，如拉贝洛尔、硝苯地平或其缓释片等；（2）次选静脉降压药，如拉贝洛尔、酚妥拉明等，多在口服药效果不佳时,可静脉联合用药;(3)硫酸镁不能作为常规降压药使用;(4)妊娠中晚期禁止使用血管紧张素转换酶抑制剂和血管紧张素Ⅱ受体拮抗剂。

### 三、硫酸镁应用原则

2015年中国妊娠期高血压疾病诊治指南推荐硫酸镁主要用于:重度子痫前期孕妇惊厥的预防;子痫惊厥的发作;控制惊厥的复发。

1. 为保证达到有效的血药浓度,指南建议静脉用药从负荷剂量(2.5~5.0 g)到维持剂量(静脉滴注1~2 g/h),及至24 h硫酸镁总量控制在25~30 g为比较安全的剂量。同时强调用药期间每天仔细评估患者病情变化和药物不良反应的重要性,如孕妇的膝腱反射、呼吸次数和尿量等相关临床症状和化验指标的变化等。

2. 低体重、肾功能不全、对药物过敏的患者,要及时和适当调整用药方案。为避免长期应用对胎儿(婴儿)钙水平和骨质造成影响,在使用5~7天后病情稳定可酌情停用。

3. 引产和产时可以持续使用硫酸镁,但剖宫产术中应用硫酸镁一定要注意母体心功能变化。产后新发现的高血压合并头痛或视力模糊,也建议启用硫酸镁,一般情况下,产后可继续使用24~48 h。

4. 无论是预防还是治疗子痫,应用硫酸镁时应特别注意和强调负荷剂量与维持剂量对保证有效血镁浓度1.8~3.0 mmol/L(4.4~7.3 mg/dL)的重要性,临床须随时根据血镁有效浓度调整治疗及维持剂量。

5. 因分娩应激和麻醉诱导都有可能降低抽搐阈值的风险。因此,在整个产程或手术中间断或停止使用硫酸镁,也会降低母体血镁浓度,增加产后子痫的发生危险。所以,维持有效的血镁浓度是关键。

### 四、终止妊娠最佳时机的慎重选择

1. 使用扩容和利尿药时须严格掌握指征:2015年中国妊娠期高血压疾病诊治指南重点指出,扩容疗法可能增加血管外液体量,有可能导致严重并发症的发生,如心力衰竭、肺水肿等。另外,子痫前期孕妇出现少尿,如果不伴有肌酐水平的升高,也不建议常规补液,持续性少尿也不推荐应用多巴胺或呋塞米。关键的问题就是需要医生决定最佳的终止妊娠的时机,既要考虑孕妇的安全,还要考虑胎肺最大限度地成熟。

2. 低蛋白血症:重点是要查找原因,对症处理,对严重低蛋白血症伴有腹水、胸腔积液或心包积液者,应考虑补充白蛋白或血浆,并注意配合应用利尿剂,严密监测病情变化;同时注意评估孕妇低蛋白血症与胸、腹水严重程度及心肺功能,注意评估伴存的基础疾病,如系统性红斑狼疮、肾脏疾病等。

3. 出现上述任何症状和用药指征时,需从多方位进行评估,以确定最佳终止妊娠时机。

## 五、患者个体化治疗的最佳临床决策

目前各种疾病都有相应的临床指南或专家共识,诸如中国高血压诊治指南、中国心力衰竭指南、中国妊娠期高血压疾病诊治指南等。个人认为各种疾病的指南大多基于临床循证医学证据,并不是精准不变的临床诊治疾病的流程。因此,我们应高度认识到指南只是一个指导原则,我们熟悉和掌握指南的目的是结合临床实践做出对患者个体化治疗的最佳临床决策。临床医生不仅要知晓各种指南的基本要素及更新理念,更要掌握每种疾病的病理生理机制、每种药物的药代动力学、多种药物的叠加或消减作用、临床各种技能、患者及家属的沟通技巧等基本功,只有这样,才可能使自己成长为一名合格的医生。

(宋 飞 钱东坠)

# 长期应用利尿剂需注意的几个问题

## 一、利尿剂降压的三大机制

利尿剂的长期降压作用从药理及药代学讲具有三大机制。(1)减少容量负荷机制：初始应用利尿剂时，利尿剂的降压作用是增加尿 $Na^+$ 排出，减少血容量，减少细胞外容量及心脏排血量来达到降压的目的。(2)钙拮抗作用机制：利尿剂在服药 6～8 周后，患者的血容量、细胞外容量及心排血量已无明显变化，此时利尿剂降压作用不是通过利尿排 $Na^+$，而是通过减少 $Na^+$ 在血管平滑肌中的含量，导致细胞内 $Ca^{2+}$ 浓度下降，致外周血管扩张而降压。(3)抑制碳酸酐酶活性机制：利尿剂通过抑制碳酸酐酶活性，使血管平滑肌钾通道开放，通过细胞内外 $K^+$ 的交换，使细胞膜电位超极化，同时部分关闭电压依赖性 $Ca^{2+}$ 通道，从而使血管平滑肌松弛，血压下降。

## 二、高血压治疗中常用利尿剂种类及作用

高血压治疗常用利尿剂有三种。(1)噻嗪类利尿剂：代表药物为氢氯噻嗪、苄噻嗪，临床常用氢氯噻嗪。此类药物通过下述两种机制达到利尿降压作用：①抑制远曲肾小管前段和近曲肾小管对氯化钠的重吸收，增加远曲肾小管和集合管的 $Na^+$-$K^+$ 交换，使 $K^+$ 分泌增加。②抑制磷酸二酯酶活性，减少肾小管对脂肪酸的摄取和线粒体氧耗，从而抑制肾小管对 $Na^+$、$Cl^-$ 的主动重吸收。(2)噻嗪类相似剂：代表药物为吲达帕胺。目前临床常选用吲达帕胺，是带有吲哚环的磺胺衍生物，可抑制远端肾小管皮质稀释段再吸收 $Na^+$ 和水，增加尿液中 $Na^+$、$Cl^-$ 的排出，增加 $K^+$ 和 $Mg^{2+}$ 的排泄，具有利尿降压作用。同时能刺激前列腺素 E2(PGE2)和前列环素(PGI2)的合成，并调节 $Ca^{2+}$ 跨膜转运，扩张血管而降低血压。有研究发现，吲达帕胺具有 80% 扩张血管以及 20% 利尿的作用。(3)保钾利尿剂：代表药物为螺内酯及氨苯蝶啶等，目前临床常用的螺内酯是人工合成的抗醛固酮药。螺内酯及其代谢产物的结构与醛固酮相似，可与醛固酮竞争远曲小管远端和集合管细胞质内的醛固酮受体，拮抗醛固酮的排钾保钠作用，促进 $Na^+$ 和水的排出，以达到利尿

降压的作用。

### 三、高血压患者利尿剂的合理应用

目前利尿剂在高血压的治疗中仍居首位,国内外高血压治疗指南中均将其列为一线药物。个人体会利尿剂在当前一线降压药中的临床性价比最高,合理与转换酶抑制剂或其他降压药合用,常可收到事半功倍的降压效果。经过我们长达15年的研究发现,长期小剂量(如每日氢氯噻嗪12.5 mg、螺内酯10 mg)应用,患者没有出现电解质紊乱及其他不良反应。尽管如此,个人认为在应用利尿剂降压时仍需注意以下几点:(1)患者应坚持低盐、低脂、低糖饮食,控制体重。(2)联合应用小剂量排钾利尿剂和保钾利尿剂。有研究证实大剂量噻嗪类药物降压效果与小剂量相同,而且易致电解质、血糖、血脂异常。事实上临床中应用小剂量利尿剂对血糖、血脂甚至尿酸的影响较小,常用剂量为氢氯噻嗪12.5 mg/d,或呋塞米10 mg/d合理配伍螺内酯10 mg/d等。(3)吲达帕胺是特殊类型的噻嗪类利尿剂,其最大的特点是具有钙离子拮抗剂的作用,可改善血管顺应性并降低外周阻力,缓释剂型在平稳降压的同时显著降低了不良反应。(4)螺内酯的双重药理机制:保钾利尿及拮抗醛固酮的排钾保钠作用(图37-1)。

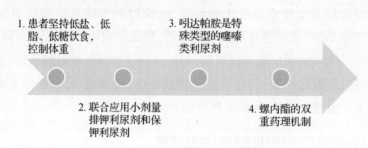

**图37-1 高血压患者利尿剂的合理应用**

### 四、利尿剂与常见三大类药物间的相互作用

在临床应用中,特别要注意利尿剂与其他药物之间的相互作用,否则会影响利尿剂的利尿效果,还会出现一些严重的副作用。最常见的有:(1)髓袢利尿剂及噻嗪类利尿剂与非甾体类解热镇痛剂合用时,由于非甾体类药物可增加髓袢厚壁段对$Na^+$、水的吸收,降低肾血流量,并降低利尿剂在肾小管中的浓度,因此削弱了髓袢利尿剂及噻嗪类利尿剂的利尿作用。(2)髓袢利尿剂和噻嗪类利尿剂与肾上腺皮质激素、促皮质激素及雌激素合用时,也可降低髓袢利尿剂及噻嗪类利尿剂的利尿作用,并增加电解质紊乱特别是低钾的发生率。(3)髓袢利尿剂与苯妥英钠、丙磺舒合用时,可减少髓袢利尿剂的利尿作用。在这里需要特别注意的是:联合应用转换酶抑制剂或受体拮抗剂、保钾利尿剂时要注意高钾血症的发生。

## 五、长期应用利尿剂应注意的七大问题

1. 电解质紊乱:低 $K^+$、低 $Mg^{2+}$ 血症,患者可出现乏力、食欲缺乏、恶心、腹胀、心悸、心慌,并可诱发心律失常甚至恶性心律失常发生。

2. ACEI(或 ARB)与保钾利尿剂合用:警惕高 $K^+$ 血症发生。

3. 低血容量、低血压:过度利尿可致绝对或相对血容量不足、血压下降。有候鸟生活方式的老年高血压患者(如冬季到海南等),在温暖的海南要根据血压适时调整甚至停用利尿剂,需密切监测尿量、尿比重、体重及血细胞比容变化。

4. 高尿酸血症:长期大剂量应用噻嗪类和(或)髓袢利尿剂时可减少尿酸的排泄,致高尿酸血症发生,部分患者可发生痛风。对于痛风患者应尽量避免应用利尿剂,如必须应用,应短期应用起效快、作用时间短的髓袢利尿剂。如患者服用利尿剂后尿酸长期升高,不管患者有无症状,医生均应给予患者抗尿酸治疗。

5. 脂代谢及糖代谢紊乱:糖尿病或糖耐量低下者长期应用利尿剂可加重糖尿病或诱发糖尿病,也可导致胆固醇、甘油三酯升高及 HDL-C 降低。故对于脂代谢、糖代谢异常者应慎用利尿剂,尤其是噻嗪类利尿剂。

6. 神经性耳聋:应尽量避免大剂量应用利尿剂,更应避免同时应用氨基糖苷类抗生素。

7. 内分泌功能紊乱:长期应用保钾利尿剂(螺内酯)时,8%~10%的患者可以发生男性乳房增生症、阳痿、性功能减退,女性患者可发生月经紊乱等。改用依普利酮能明显减少此副作用的发生率。

(陈 龙 卫任龙)

# 38 长期应用钙离子拮抗剂应注意的几个问题

## 一、钙离子拮抗剂的四大药理机制

1. 降压效应:选择性地抑制钙离子经细胞膜上的钙通道进入细胞内,降低血管平滑肌的张力及其对内源性加压物质的反应性,通过松弛血管平滑肌,减小末梢血管阻力,从而达到降低血压的临床效应。

2. 心脏保护作用:由于减少心肌细胞钙离子内流,使心脏收缩功能降低(即负性肌力作用),从而改善心肌舒张功能,减少心肌耗氧,对心脏和缺血的心肌有保护作用和负性肌力作用。

3. 肾脏保护作用:对肾脏的保护作用主要是通过降低体循环血压,进而改善肾小球的有效滤过率。另外,钙离子拮抗剂能降低血管紧张素Ⅱ和α1肾上腺受体介导的收缩血管效应,减少肾小管对钠的重吸收。

4. 外周血管扩张效应:包括外周血管、脑、肺、肾、肠系膜等相关血管扩张。因此,临床常用于治疗心绞痛、心律失常、肥厚性心肌病、脑供血不足、外周血管病、偏头痛等多种疾病。

## 二、钙离子拮抗剂的三大药效特点

1. 降压的同时,大脑、冠状动脉和肾血流量并不减少。

2. 各种钙通道阻滞药均能有效地降低血压,其降压作用相对温和,可同时降低收缩压和舒张压,并有逆转高血压左室肥厚的可能。

3. 长期服用钙离子拮抗剂无明显耐药性,对脂质、糖、尿素以及电解质无明显影响。

## 三、常用钙离子拮抗剂的临床分类依据

1. 根据药物的分子结构及作用于L型钙通道的不同亚单位,钙离子拮抗剂分成两大类。(1)二氢吡啶类:包括一代硝苯地平;二代缓释硝苯地平、非洛地平等;三代苯磺酸氨

氯地平及拉西地平等。(2)非二氢吡啶类：包括维拉帕米及地尔硫卓等。

2. 根据药物的作用时间，钙离子拮抗剂分成两大类。(1)短效：如硝苯地平。(2)长效：包括半衰期较长的药物，如苯磺酸氨氯地平、拉西地平及乐卡地平（脂溶性膜控药物）等；缓释和控释型制剂，如非洛地平缓释片及硝苯地平控释片。

3. 根据药理作用机制，钙离子拮抗剂分为四大类。(1)第一代为短效制剂，如硝苯地平等。其主要特点是起效快，但维持时间短。副作用是由于快速的血管扩张和交感神经系统的过度激活引起患者心率增快、头痛及心悸等不适。(2)第二代较第一代的药代动力学及血管选择性有所改善，如非洛地平缓释剂、尼卡地平缓释剂、尼莫地平及尼群地平等，作用时间较前延长，副作用较前减少，但患者胃肠道功能与药物的吸收和药效高度相关。(3)第三代（苯磺酸氨氯地平）的主要药理机制是对钙通道的结合部位有高度特异性的亲和力，这一特点保证了苯磺酸氨氯地平作用起始缓慢，有效作用时间延长，药代动力学状态相对稳定，血浆半衰期至少在 30 h 以上。其最大特点是不受胃肠道功能、食物和大多数其他药物的影响。(4)第四代钙离子拮抗剂以左旋苯磺酸氨氯地平为代表，与第三代相比，降压更长效、稳定。

### 四、钙离子拮抗剂的主要临床应用范围

1. 降压：有明确的降血压的临床效果。
2. 抗动脉粥样硬化：在抗动脉粥样硬化的同时兼有降血脂的辅助作用。
3. 抗心律失常：主要针对快速心律失常如阵发性心动过速、房颤及房扑等症状。临床常用药为维拉帕米或地尔硫卓。
4. 抗心绞痛：由于钙离子拮抗剂可使冠脉扩张并能有效解除痉挛，增加心脏血流灌注，因此临床上常用于变异性心绞痛、劳力型心绞痛，可有很好的临床效果。其次对稳定或不稳定心绞痛，也可能降低发作频率，常用药物有苯磺酸氨氯地平、地尔硫卓等。
5. 改善心脏舒张功能：钙离子拮抗剂通过减少心肌细胞质内的钙离子浓度，可改善心肌的舒张功能和舒张期充盈，进而减轻心肌肥厚，以改善心脏舒张功能。常用药物有维拉帕米和地尔硫卓等。
6. 改善脑供血不足：钙离子拮抗剂能有选择性地扩张脑血管，改善脑供血，能有效地减少和预防缺血性脑细胞损伤。常用药物有尼莫地平及尼卡地平等。
7. 改善肾功能：钙离子拮抗剂通过降低体循环血压，可改善肾小球的有效滤过率，达到辅助保护肾功能的作用，尤其有肾功能损伤的患者也可以安全服用。

### 五、长期应用钙离子拮抗剂应注意的八大问题

钙离子拮抗剂最常见的不良反应有头痛、头晕、外周水肿（尤以脚踝部为明显）及便秘等。(1)直立性低血压：在临床工作中，单独应用钙离子拮抗剂很少发生直立性低血

压。主要发生在与其他降血压药合用时,特别是多发生于老年患者或气候较热的夏天。(2)偶有心动过速:少数患者由于对药物扩血管作用的敏感性高,反射性激活交感神经系统导致心率增快,以硝苯地平类为多见,尤以短效最为常见,改服苯磺酸氨氯地平等可能减轻或消失。(3)头痛、颜面潮红、多尿:为药物的扩血管作用所致,随用药时间的延长,症状可以减轻或消失,如症状明显或患者不能耐受,可以换用另一类的降血压药物。(4)便秘:药物影响肠道平滑肌钙离子的转运所致,是钙拮抗剂比较常见的副作用。用药期间多食蔬菜、富含纤维素食物,可以明显减轻症状。严重时换用其他药物。(5)胫前、踝部水肿:为钙拮抗剂治疗的常见副作用。临床发现其与利尿剂合用时可以减轻或消除水肿症状,但仍有少数严重者须改服其他降压药。(6)皮疹和过敏反应:尽管其发生率很低,但若出现皮疹和过敏反应,应立即停药。(7)牙龈增生:主要机理可能是牙周的成纤维细胞在钙离子拮抗剂的作用下,细胞的胶原合成及代谢失衡,促使细胞增殖加速,细胞凋亡减少,导致牙龈不同程度的增生。(8)增加乳腺癌的发生风险:有研究发现,应用钙离子拮抗剂10年以上的患者发生乳腺癌的危险性增加。个人观察154例高血压患者应用钙离子拮抗剂10年以上,无一例患乳腺癌。

(施　维　朱正武)

# 39 长期服用转换酶抑制剂应注意的几个问题

## 一、转换酶抑制剂(ACEI)有效降压的六大药理机制

1. 抑制循环的 RAAS：ACEI 通过抑制循环血液中的血管紧张素转换酶,使血管紧张素Ⅱ生成减少,交感神经兴奋性下降,同时抑制肾上腺皮质球状带释放醛固酮,减少水钠潴留,减少容量负荷,使血压下降。

2. 抑制局部组织的 RAAS：ACEI 通过抑制组织局部的血管紧张素转换酶,使血管紧张素Ⅱ生成减少,使组织中的相关血管扩张,以达到降压的目的。

3. 抑制激肽酶-激肽系统：ACEI 通过抑制血管紧张素转换酶的活性,使缓激肽降解减少,增加前列腺素的释放,使血管扩张,以达到降低血压的目的。

4. 抑制醛固酮的分泌：ACEI 通过抑制血管紧张素转换酶活性,使血管紧张素Ⅱ生成减少,进而醛固酮释放也减少,能明显改善水钠潴留,减小容量负荷,降低血压。

5. 降低抗利尿激素水平：ACEI 通过抑制 RAAS,可抑制因利尿剂及洋地黄导致的抗利尿激素分泌水平增加,有利于减小容量负荷,降低血压。

6. 促进血管内皮因子释放：ACEI 通过抑制缓激肽降解,促进了血管内皮细胞直接释放血管内皮松弛因子和血管内皮超极化因子,减少内皮素-1 的生成,在扩张血管的同时使血压下降。

## 二、转换酶抑制剂的五大药效特点

1. 适用于各型高血压患者。通过抑制血管紧张素转换酶的活性,抑制血管紧张素Ⅰ转换成血管紧张素Ⅱ,同时还作用于缓激肽系统,抑制缓激肽降解。

2. 降压的同时,心率不增加,能明显改善左心室功能,防止和逆转高血压左心室肥厚。

3. 长期服用无明显耐药性,对脂质、糖、尿素以及电解质无明显影响,能调节血脂和清除氧自由基,可使血浆胆固醇、甘油三酯降低,高密度脂蛋白升高等。

4. 对收缩压和舒张压有同等降压效应,扩张动、静脉,降低外周血管阻力和冠状动脉、肾动脉阻力,增加冠脉血流量,增加静脉床容量,使回心血量进一步减少,心脏前负荷降低。

5. 降压的同时可明显改善糖尿病患者的多蛋白尿或微量蛋白尿,有利于延缓对肾脏的损害。

### 三、转换酶抑制剂的主要临床应用范围

1. 一线降压药:ACEI 对高血压的疗效好,轻、中度高血压患者单用 ACEI 即可控制血压,单用效果不好时,合用利尿药可增强疗效。临床深刻的体会是,ACEI 与利尿剂、钙离子拮抗剂、β 受体阻滞剂联用可以明显提高降压疗效,尤其对所谓的"难治性高血压"。

2. 慢性心力衰竭:ACEI 能降低心衰患者的病死率,改善充血性心力衰竭预后,延长寿命,其效果优于其他血管舒张药和强心药。其机制在于抑制血管紧张素和醛固酮增多所致的心肌蛋白含量增多和成纤维化作用,从而减低心室重量,防止心衰的发生和发展。

3. 心肌梗死:ACEI 能明显降低心肌梗死并发心衰的病死率,改善血流动力和组织器官灌流,能有效地防止心肌细胞重塑,有助于减缓心梗对心肌细胞的损伤。

4. 抗动脉粥样硬化:ACEI 可减轻血管内皮过度增生,能明显抑制血小板释放生长因子、成纤维因子和转化因子,并通过清除氧自由基、抑制低密度脂蛋白的氧化修饰作用等,保护内皮细胞,抑制平滑肌增生,并能防止血栓形成。因此,长期应用 ACEI 可防止动脉粥样硬化的发生与发展。

5. 提高胰岛素敏感性:胰岛素抵抗是造成糖、脂代谢紊乱,引发心脏事件的独立危险因素。ACEI 能明显降低胰岛素抵抗,还可降低甘油三酯和游离脂肪酸浓度。因此,特别适用于糖尿病合并高血压的治疗。

6. 糖尿病肾病:糖尿病患者常并发肾脏病变。ACEI 对 1 型和 2 型糖尿病患者,无论有无高血压,均能改善或阻止肾功能的恶化。

7. 保护肾脏功能:ACEI 可显著减少尿蛋白,防止肾小球硬化。与其他药物不同,ACEI 可扩张肾小球入球和出球小动脉,但不降低血流量,不增加肾小球灌注压。因此,可用于高血压伴肾功能不全的降压治疗,对肾小球肾病、间质性肾炎等有一定疗效,且能减轻蛋白尿。

### 四、长期应用 ACEI 应注意的几个问题

1. 最突出的是咳嗽、嗓子刺痒等呼吸道症状。ACEI 在阻断组织 RAAS 的同时也激活了缓激肽。主要原因之一是缓激肽可以直接作用于咳嗽反射的传入神经,然后通过局部的轴突反射机制使相连的感觉神经 C 纤维末梢兴奋并释放感觉神经肽-速激肽,此为致炎多肽,含 P 物质及神经肽 Y 等,致气道组织局部释放组胺,可致支气管气道黏膜充血、肿

胀,炎症细胞浸润,黏液分泌增加,致咳嗽发生。

2. 血管性水肿。接受 ACEI 治疗的患者可出现血管性水肿,占急诊血管性水肿的 1/3,其可累及上呼吸道和头颈部,严重者可危及生命,是急症中的急症,临床应高度重视。

3. 低血压以及肾功能损害、高钾血症。个别患者可有头痛、眩晕、疲乏、恶心、脱发、性功能减退、淤胆型黄疸、急性胰腺炎、肌内痛性挛缩等不良反应。

4. 禁用于妊娠高血压及双侧肾动脉狭窄等,以及严重肾功能损害或高钾血症者。严重贫血、缩窄性心包炎、肥厚或限制性心肌病、原因未明的肾功能不全等患者及手术前 24 h 内慎用或不用。

5. 高血钾。与非甾体抗炎药、保钾利尿剂同时用药可发生高钾血症,甚至加剧肾衰竭。其他与药物结构有关的副作用,卡托普利含有巯基可引起粒细胞减少、味觉减退或丧失、过敏性皮炎、一过性蛋白尿、皮肤瘙痒、发热等。

### 五、药效排列

根据谷/峰比值,药效排列依次为:福辛普利 > 雷米普利 > 依那普利 > 西拉普利 > 赖诺普利 > 贝那普利 > 培哚普利 > 卡托普利。根据个人临床应用体会,福辛普利、贝那普利与培哚普利等的疗效没有明显差异。

(施　诚　马志强)

# 长期应用β受体阻滞剂应注意的几个问题

## 一、β受体阻滞剂影响血压的四大药理机制

β受体阻滞剂与血压相关的药理机制有四点。(1) 作用于β肾上腺素受体：选择性地与人体组织器官的β肾上腺素受体结合，从而拮抗神经递质和儿茶酚胺对β受体的激动作用。目前的研究认为β受体分为β1、β2及β3三个亚型。(2) β1受体主要分布在心脏，β2受体在心脏有少量分布，β1与β2受体的分布比例大约为4:1。选择性的β1受体阻滞剂(如酒石酸美托洛尔)对心脏的主要作用是通过抑制心肌细胞的β1受体的活性，降低心肌收缩力，使心率减慢，血压下降。(3) β2受体主要分布在肺部的支气管平滑肌，血管平滑肌和心肌有少量分布。β2受体激动剂可引起支气管扩张、血管舒张、内脏平滑肌松弛等，血压可能有不同程度的下降。(4) 作用于RAAS的β受体阻滞剂能通过部分的阻断肾小球旁器官所分泌的肾素，间接降低RAAS的过度激活状态，使血压下降。

有争议的是关于β3受体，有研究发现，心肌细胞存在β3受体，尽管分布很少，但是对心脏可能具有潜在保护作用，但也有研究未能证实心肌细胞有β3受体，认为β3受体主要存在于脂肪细胞上，受体激动可引起脂肪分解，β受体阻滞剂可以阻断或拮抗这一效应。

## 二、β受体阻滞剂的分类

目前临床常用的β受体阻滞剂主要分为以下两类。(1) 选择性：① 选择性的β1受体阻滞剂，理论上讲只针对β1受体有阻滞作用，对β2受体影响小或几乎无影响，如酒石酸美托洛尔、比索洛尔等；② 选择性地阻断α1和β1受体，如卡维地洛等。(2) 非选择性：主要指能同时阻断β1和β2受体，如普萘洛尔等。

## 三、β受体阻滞剂在临床上的应用

1. 高血压的降压应用：如果没有禁忌证，β受体阻滞剂应该是高血压患者初始和长期应用的降压药之一，尤其对高血压合并快速性心律失常(如窦性心动过速、心房颤动

等)以及交感神经活性增高(如焦虑、紧张等精神压力增加)、围手术期高血压、高循环动力状态(如甲状腺功能亢进)的患者。

2. 冠心病二级预防中的应用：β受体阻滞剂有益于各种类型的冠心病患者。可分别通过降低心肌收缩力、心率和血压，使心肌耗氧量减少，同时有利于延长心脏舒张期而增加冠脉及其侧支的血供和灌注。最重要的是可减少致命性心律失常的发生和发展，能有效地降低急慢性期各种心血管事件的突发事件，长期应用可改善患者的长期预后并能提高患者生存率。

3. 心力衰竭中的应用：由于β受体阻滞剂能有效地拮抗交感神经系统、RAAS和过度激活的神经体液因子等，在心力衰竭的发生、发展的恶性循环中能发挥一定的阻断作用，从而可能延缓或逆转心肌重构，改善心功能。

4. 在心律失常中的应用：目前的研究认为β受体阻滞剂是唯一能降低心脏性猝死而降低总死亡率的抗心律失常药物。作为Ⅰ类推荐的心律失常主要包括部分窦性心动过速、围手术期心律失常、心房颤动伴快速心室率、室性心动过速、交感神经过度兴奋引发的快速性心律失常等。

5. 甲状腺功能亢进症：临床实践证明，β受体阻滞剂能迅速缓解本症所致的心动过速、震颤、焦虑等症状。

6. 主动脉夹层：内科常联合应用β受体阻滞剂和硝普钠，以减少血流对主动脉的冲击，减少左心室的收缩速率，从而减缓病情进展。

7. 遗传性QT延长综合征(LQTS)：目前的专家共识认为无论有无症状，β受体阻滞剂是遗传性QT延长综合征患者的首选药物。若无绝对禁忌证，推荐终身服用最大耐受剂量的β受体阻滞剂，以降低心血管事件的发生率。

8. 二尖瓣脱垂综合征：对于有症状的二尖瓣脱垂患者，β受体阻滞剂通常作为首选药物。

### 四、长期应用β受体阻滞剂应注意的问题

在长期服用β受体阻滞剂期间可能发生严重的不良反应，涉及多系统。(1)心血管系统：可减慢心率，甚至可能造成严重心动过缓和房室传导阻滞。(2)糖、脂代谢系统：一般情况下高选择性β1受体阻滞剂(如比索洛尔等)对糖、脂代谢的影响很小，尤其在小剂量情况下无明显影响。个人在临床中体会，当糖尿病患者需要使用β受体阻滞剂时，倾向小剂量应用水脂双溶性的比索洛尔。(3)甲状腺功能：长期应用β受体阻滞剂，要注意甲状腺功能低下的发生，如小剂量就出现明显的心率减慢等，特别是要注意老年患者或者对β受体阻滞剂治疗敏感的患者。(4)呼吸系统：因β受体阻滞剂可能导致气道阻力增加，因此老年人或既往有慢性支气管炎的患者可能诱发或加重支气管痉挛性慢性阻塞性肺病。(5)中枢神经系统：特别是脂溶性β受体阻滞剂如酒石酸美托洛尔等，能透过血脑

屏障,可能产生疲劳、头痛、睡眠紊乱、失眠、多梦和压抑等不良反应。(6)撤药综合征:多发生于长期用药后突然停药的患者,高血压及相关症状会加重。

## 五、β受体阻滞剂禁用或慎用的重点排查专科

在临床工作中,深刻体会到在下列几种情况下绝对不能用或慎用β受体阻滞剂。(1)心血管专科:急性心衰或血流动力学状态不稳定、收缩血压低于90 mmHg、心源性休克、Ⅱ度以上的房室传导阻滞、病窦综合征、外周动脉阻塞型疾病晚期和雷诺氏病综合征以及治疗开始时心率低于60次/分的患者。(2)呼吸专科:支气管痉挛性哮喘绝对禁止服用,即使病情缓解后,个人建议也尽可能不用,特别是既往有严重支气管哮喘或严重慢阻肺的患者。(3)内分泌及代谢专科:甲状腺功能低下(个人体会老年人尤其要注意)、代谢性酸中毒患者以及未经治疗的嗜铬细胞瘤患者禁用,糖尿病和下肢间歇性跛行者慎用。

(罗英饰　卫任龙)